看護管理者を変えた7通の手紙

ストーリーで学ぶリーダーシップ

三好貴之

Miyoshi Takayuki

中央法規

はじめに

看護の世界には多くのリーダーシップに関する書籍や研修会が存在します。近年では、看護管理者が大学院で経営学修士（MBA）を取得することも珍しくなくなりました。また、大規模病院をはじめとして、看護管理者の教育は、時間をかけ確実に進めているところが多く、これは素晴らしいことだと思います。

一方で、人手不足に悩む中小規模病院では、十分な看護管理者を育成する環境を整備するのに、非常に困難な場合もあるのではないでしょうか。実際に、私がかかわってきた中小規模病院の看護管理者の中には、ある日突然、看護管理者の指名を受け、必要に応じて自己研鑽しながら、それでも手探り状態で懸命に管理をしている方が多くおられます。

そんな手探り状態の中でも、何かしら問題解決やリーダー育成のきっかけになるようなお手伝いができればと思い、筆を執りました。

本書には2つの特徴があります。

1つ目の特徴は、すべてオムニバスのストーリー形式になっていることです。7人の主人公が看護管理の問題に遭遇し、悩み、苦しみ、そして〝手紙〟をきっかけに、問題を解決していきます。よって、最初から読まなくても、もくじを見てあなたの今抱えている問題と重なっている主人公がいれば、そこから読んでいただいても構いません。また、1話毎に解説を載せています。解説は、要点だけを書いていますので、もし興味がわけば、本書で取り扱っているワードをきっかけに継続的に学習していただければと思います。

そしてもう1つの特徴は、仕事以外の働く女性として抱えている問題も描かれていることです。看護師が抱える問題は仕事だけではなく、仕事と子育ての両立、親との確執、熟年離婚、シングルマザーなど多様です。本書をありきたりな「リーダーシップのノウハウ本」にしないためにも、看護管理者を何でもできる「鉄人」としてではなく、「1人の働く女性」としてよりリアルにとらえています。

私は、看護師でもなければ、女性でもありません。こんな私が看護管理者のリーダーシップに関して執筆するというのは、どこかおこがましい部分がありますが、今現在、問題を抱え悩んでいる看護管理者、そして、これから看護管理者を目指す若い看護師、さらに、看護管理者を育成するお立場の方にとって、本書がその一助になれば幸いです。

では、7人の主人公とともに、あなたの心のもやもやが晴れますように。

2020年3月　三好貴之

看護管理者を変えた7通の手紙―もくじ

プロローグ

看護の仕事は〝奥深い〟ものだ。

それは、人の命を看るという特別な仕事だからだ。

病人、けが人、障害者、高齢者などがいる医療機関や介護・福祉施設には、必ずと言っていいほど看護師がいる。つまり、今の日本の医療、介護、福祉には看護師が必要なのだ。

確かに、このような方をしっかりと看て、「ありがとうございます」と感謝される喜びは、他の仕事では味わえないことかもしれない。一方で、一生懸命に看護を尽くしても上手くいかなかった時やその想いが伝わらず、クレームになった時などは本当にやりきれない。

そんな現場で働く看護師は、この国に121万人いる。

今日も現場の最前線で、多くの看護師たちが、さまざまな想いを抱えて働いている。

そして、この看護師たちのパフォーマンスを最大限にあげたいと、日々格闘している看護管理者もいるのである。

看護管理者の仕事は多岐にわたる。患者のクレーム対応、医師とのやりとり、最近ではチーム医療の中で、薬剤師、理学療法士、管理栄養士などとの協働、もちろん、看護部門の中でも上下関係や後輩指導などなど。それだけじゃない。当たり前だが、家に帰れば、夫や子どもがいて、妻と母の仕事も待ち構えている。理解のある家族ならいいが、急患が来れば残業があるし、勤務の関係で子どもの学校行事に出られないこともある。家族を犠牲にしてないかと言われると自信がない。

このように看護師の仕事とそれ以外のことでも悩みはあると思う。だけど、何だかんだでこの看護管理者という仕事が好きだし、辞める気もない。

ただ、看護管理者は「鉄人」じゃない。「人間」だ。
時に誰かに本音を相談したいこともある。
誰かに助けてほしいこともある。
あなたは知っているだろうか。
『月刊ナースリーダーシップ』を。

知らないのも当然だ。発行部数はそんなに多くはない会員制の雑誌だ。宣伝広告は一切行わず、ただ口コミだけで広がっている。詳細はわからないが、マスコミに出てくるような病院の看護管理者や介護施設の施設長や訪問看護ステーションの所長など、会員には錚々たる看護管理者がいる。そして、この雑誌は、法人会員は認めず、個人会員のみで、雑誌は毎月、自宅に郵送される仕組みだ。

なぜ、たいして有名でもなく、発行部数も少ないこの雑誌が錚々たる看護管理者に求められているか。それは、どうやらこの雑誌の〝投書欄〟にあるらしい。投書欄に自分の悩みを書くと、雑誌の編集部が会員の中から解決できそうな看護管理者を探し出し、回答を直接投書した人へ手紙で返してくるようだ。

なぜ、編集部が解決できそうな看護管理者を探せられるかって？
それは、この雑誌には堅苦しい看護管理の理論ではなく、なぜ看護師になったのか、管理者になったきっかけ、苦労したこと、どう解決したかなど、毎月数名の看護管理者のインタビュー記事が掲載されている。そして、このインタビューを受けている看護管理者はみんな、実は過去に投書欄で助けられた人たちなのだ。この雑誌では、ずっと誌面上で看護管理者が抱える問題とその解決を行っている。

つまり、この雑誌は、雑誌というよりは看護管理者のための「教えの連鎖」を生み出すプラットフォームと言っていい。

ここの場所はとあるビルの一室。今日もいつもの仕事がはじまる。全国から送られてくる手紙を1通ずつ丁寧に読む。多い時で1日100通、少なくても60通は当たり前。これを重症度別に「トリアージ」していく。トリアージの分類は、重い順に5つ。ブルー、レッド、イエロー、グリーン、ホワイト。『月刊ナースリーダーシップ』編集部が直接担当するのは、レッドのみ。つまり、「緊急治療」だけを扱う。

机に山積みされた手紙を1通ずつ丁寧に開けるのは、吉《よし》高《たか》涼《りょう》介《すけ》。その動きは、完全にルーティン化されていて、寸分狂わずと言っていいほど変わらない。まず、左手で封筒を持ち上げ、右手のナイフで封を切る。そして、ナイフを置いて、右手で手紙を取り出すと、両手で手紙を持って読みはじめる。読み終えるとトリアージを行って、色別に分けられたボックスに入れる。その間、1通につき1分30秒。手紙の長さにかかわらず、時間はすべて同じだ。最初に封筒を手に持った瞬間に手紙を読むスピードを変えている。長い手紙は要点を見抜き、短い手紙は依頼者の気持ちを感じ取る。どれも同じく1分30秒。

その後、メンター役の看護管理者へ連絡し、手紙を書いてもらうように依頼する。そして、この手紙を吉高が〝手渡し〟で届けに行く。なぜ、手渡しなのかというと、回答に対してきちんと投書者が解決できるように見守るためだ。もちろん、はじめて投書した看護管理者は、直接手紙が届けられることは知らない。

さあ、今日も吉高が手紙を持って投書者の元へ向かう。

リーダーシップの行動理論

▼目標達成能力とコミュニケーション能力の2つを磨く

第1話

看護師長　浅田真知子

ある日の申し送り

「師長さーん、外線入ってますよ」

「はいはい、ありがとう」

浅田真知子《あさだまちこ》は電話にでる。相手はおおよそ想像がつく。最近、中学生の息子が学校を休みがちになった。いわゆる登校拒否だ。理由はよくわからない。年頃の男子中学生の気持ちは複雑なようだ。幸いにも夫は「これは男同士のほうがいいから」と毎日、息子と向き合ってくれている。昨日の晩も、夫が説得したおかげで、1週間ぶりに学校に行ったが、この時間の電話というのは、たぶん早退したのだろう。


「はい。浅田ですが」

「あっ、浅田さん、すみません。何度も携帯にお電話したのですが、出られなくて」

おそらく、学校側には親に連絡するためのルールがあるのだろう。毎回、このくだりから話がはじまる。

「すみません。そうでしたか。私は看護師なので、仕事中は携帯を持ち歩いていないもので」

「今日も、息子さんが早退されましたけど大丈夫でしょうか。ここのところお休みが多くて心配しております」

「はい。すみません。家族でもいろいろと話し合っているところなんですけど」

「あまり、お休みが続くと勉強にも遅れが出てしまうものですから……」

「師長さん！　時間ですよ」

電話の最中にもかかわらず、隣では申し送りがはじまろうとしている。司会は、看護師長の真知子なので、みんな電話が終わるのを待っている。

「あっ、すみません。じゃあ、仕事がありますので。これで」

真知子は、先生の返答も聞かず電話を切った。

看護師長になって半年

半年前に前看護師長が定年退職となり、看護部長より真知子が次期看護師長の指名をされた。ちょうど、息子も小学校を卒業したところだったし、いつかは自分も病棟を任されるくらいになりたいと思っていたので快諾した。

真知子の病棟は急性期病棟だ。手術後のＩＣＵから転棟してくる患者や救急や外来から直接入院してくる場合もある。診療報酬制度が急性期病棟に求めるものは、重症患者の受け入れと在院日数の短縮だ。ここ10年ですっかり重症化した病棟で、真知子は前看護師長のもとで看護主任として働いていた。前看護師長は、そんな激務が続く病棟において、温和な人柄だった。看護師のなかには「もっとキビキビした看護師長がいい」と愚痴をこぼす者もいたが、真知子はこの看護師長が好きだった。だから、前看護師長が定年退職した日は、誰よりも泣いていた。その後は、何か心に穴が開いたようだったが、すぐに自分が次の看護師長になることとなり気を入れなおした。

それから、半年間、前看護師長に負けまいとさまざまな業務改善の提案をした。しかし、「忙しい」「人手が足りない」を理由にすべて拒否された。看護師長命令という形で無理にでも話を通すこともできたが、逆に反発だけが強まると日常業務にも影響が出てしまうので、「じゃあ、また時間がある時にやりましょう」と話を濁したままだ。つまり、自分が看護師たちの信頼を得ているとは言い難い。

看護主任の時は、現場の看護師と一緒に現場の看護業務をすることがほとんどで、コミュニケーションもしっかりとれていたが、今は、管理業務が多く、なかなかコミュニケーションがとれていない。院長や看護部長の方針もあるので、それを現場に伝えるのは私の仕事だ。ただ、これを伝える度に現場の雰囲気が悪くなるものわかるし、自分自身の信用がさらに下がっているのもわかる。今日も申し送りの時に「残業はしないように」と言ったばかりだ。

木原可奈からの申し出

申し送りの後、そろそろ帰ろうかと思っていた時、3年目の看護師である木原可奈《きはらかな》が話しかけてきた。

「浅田師長、話があるんですけど」

こういった時は、90%以上の確率で「辞めさせてください」だ。でも、一応、

「何なの？　手短にお願いね」

と話を聞く姿勢をとった。

「大変、言いにくいのですが……病棟を替えてもらいたいのですが」

「えっ、辞めるんじゃなくて？　替わりたい？　どういうこと？」

ついつい、語気が荒くなる。

「あ、すみません。はっきり言って浅田師長には、ついていけません。看護師長になられていろいろ大変なのはわかりますけど、私は、看護師長の言いなりになりたくありません。さっきの残業しないようにって、誰も好きで残業しているわけじゃないと思います。必要だからやっているのです。むしろ、評価してほしいくらいです。理由は、それだけじゃないですが、もし、病棟を替われないのなら、退職します。できれば、早く結論を教えてください。私、もう限界なので。失礼します」

頭に血がのぼるとはこういうことかと初めて実感する。大声で怒鳴りたいが、ここは病棟

だ。そんなことはできるはずもない。怒りが爆発しないうちに、早々に帰り支度をすませ帰宅した。

『月刊ナースリーダーシップ』

自宅に戻ったら、20時を回っていた。すでに夫と息子は食事をすませ、テレビを見ている。息子の登校拒否という一家の危機に自分は何もしていない。やっているのは、先ほど、3年目の看護師に「ついていけない」とはっきり言われた看護師長の仕事だけだ。情けない……。結局、看護師長なんて自分には向いてなかったんだ。家族を犠牲にしてまで続ける意味があるのだろうか。こんなことなら看護師長になんてならなければよかった。他の病院に転職して、イチ看護師として働いたほうが、よほど気が楽だ。さまざまな想いが交差する。

食事を終え、郵便物を整理していると『月刊ナースリーダーシップ』があった。看護師長になった時に、看護学校時代の友人に勧められて購読している。ここには、看護管理者の苦労や成功話がインタビュー方式で記事にされていて、真知子も毎月楽しみに読んでいた。しかし、ここに出てくる看護管理者は自分よりも〝立派な人間〟で、看護師としても〝優秀〟で、私とは〝違う人〟のような気がしていた。「はーっ」と深い溜息をつき、ページをパラパラとめくる。今月も立派な看護管理者の大きな笑顔の写真と〝サクセスストーリー〟が掲載されている。「羨ましいー」とついつい独り言を言った。自分への失望なのか、怒りなのか、雑誌に出ている看護管理者への嫉妬なのかわからなかった。そして、雑誌の最後のほうのページに「投書欄コーナー」があった。ここには、「看護管理者の方、日々の悩みを打ち明けてみませんか?」と書かれていた。しかも、今どき、メールではなく、手紙で送る方式だ。こんな面倒なことをする人がいるのだろうかと思いつつ、真知子は、今の上手くいっていない現状を誰かに聞いてもらいたくて手紙を書くことにした。

はじめまして。看護師歴25年で急性期病棟で勤務しています。私は、半年前に看護師長になりました。この半年間、看護主任時代にできなかった病棟の業務改善を進めようと看護師たちに提案しましたが、全部却下されました。上司である看護師長の私の提案を部下の看護師たちが却下するっておかしな話だと思いますが、これが現実です。結局、この半年間、私は看護師長として何もできていません。それでも仕事は回っていることを考えると、私は必要のない看護師長なのかもしれません。それどころか、今日は「あなたにはついていけない」と3年目の看護師に言われる始末です。
家庭の問題もいろいろありますが、仕事で忙しくてまったく構っていられません。一家の危機に夫や子どもと向き合うこともできず、一体、私は何のために仕事をしているのかわからなくなります。

このまま何もかも捨てて逃げ出したいくらいです。

でも、私は看護師長として、母親として成長しなければなりません。その気持ちはありますが、でも、一体、どうやったら成長できるのでしょうか。この雑誌に載っている看護管理者の皆さんは、大変、立派な方が多く、尊敬しています。ただ、私との違いを見せつけられるつらさもあります。私は成長したところで、人の役に立つことができるのでしょうか。

もしかすると看護師長なんて私には「身分不相応」だったのかもしれません。これ以上、周りの人たちに迷惑をかけ続けるわけにはいきません。でも、たった半年で逃げるもの情けないと思います。どうしたらいいでしょうか？

改めて読み返してみると、混乱している気持ちがわかる。頑張りたい自分と逃げ出したい自分が入り混じっている。こんな手紙を出していいかどうか悩んだが、どうせ、会ったこともない知らない雑誌の編集者が読むくらいだ。それくらい利害関係のない人のほうがいいかもしれない。まあ、せっかく書いたのだから送ってみよう。普通では、こんな手紙を書くことも送ることもしないだろうが、それくらい、真知子は混乱していた。先の見えない暗闇になんとか一筋の光がほしかった。

手紙を出して3週間

真知子は、手紙を出したことなんてすっかり忘れていた。仕事も家庭も問題を抱えたままの膠着状態。それは、何もしていないのだから状況が変わるわけがない。職場では、相変わらず〝看護師長業務〟に追われ、看護師に気を遣い、自分の言いたいことやりたいことなど何ひとつできていない。息子も相変わらず、学校に行ったり行かなかったりを繰り返している。そして、昨日と何の変わりばえのない今日が終わる。真知子は、今日も大切な何かから逃げ出すように、病棟を飛び出した。

職員玄関を出ると、こちらに向かってニコニコと笑いながら近寄ってくる男がいる。身長が高くスラッとしていて、パリッとしたスーツを着こなし、おそらく病院の職員ではない。

「お疲れ様です。浅田師長」

「あ、はい、どこかでお会いしましたでしょうか？」

「いいえ、はじめましてです。私はこういう者です」

そう言うと、男は名刺を出した。そこには、「月刊ナースリーダーシップ編集部　吉高涼介」と書かれていた。

「先日、投書欄へのお手紙、ありがとうございました。私共は、雑誌の出版だけではなく、看護管理者のお悩み相談に乗ることもしております。あっ、雑誌は有料ですが、こちらは無料となりますのでご安心ください」

吉高の流暢な説明に怪しさが増す。だいたい、無料と言っておきながら後でお金を請求されることもある。戸惑う真知子に吉高は続けて話す。

「戸惑うのも無理はありません。急に会いに来られたら誰だって驚きますし、怪しいと思うものです。無料と言うのは本当です。それは、雑誌に出ておられる看護管理者の皆さんの多くは、実は……」

吉高は周囲を見渡し、誰もいないことを確認するとあえて小声で、

「浅田師長と同じように、投書欄へ手紙をくれた人たちなんです」

「えっ、そうなんですか。でも、皆さん、立派な方ばかりで」

「はい、確かに皆さん、〝今は〟立派な方です。しかし、皆さんは誰1人として〝最初から立派だった〟わけじゃないんです。手前味噌な話ですが、皆さん、投書欄への手紙をきっかけに立派になられたんです」

「えっ、どういうことですか？」

「ご存知の通り、私共の雑誌『月刊ナースリーダーシップ』は、看護管理者の成長の過程をインタビューでお伝えしている雑誌です。誰もが、管理者になった時は、いろいろな壁にぶちあたって悩みます。しかし、同じようなご経験のある方のちょっとしたアドバイスで一気

に道が開けることもあるのです。私共は、多くの看護管理者の方とのネットワークをもっています。現在の浅田師長と同じ悩みをもたれていた先輩看護管理者の方からのアドバイスを持参しました。読まれるかどうかは浅田師長次第です。また、この話を信じるかどうかも浅田師長次第です」

そう言うと吉高は、鞄から1通の封筒を取り出し、真知子に手渡した。

「なんで、郵送じゃないのですか？」

真知子は、けげんそうに確認した。

「郵送だと不達の場合もありますし、何より大切な手紙ですから。お顔を見て、きちんと手渡しするのが私共のポリシーでございます。それに……」

吉高はあえて間をつくり、再度口を開いた。

「怪しい分、記憶に残るでしょ。そうすると、良くも悪くも、きちんと手紙は、読んでもらえるかと思いまして」

「まあ、確かに記憶には残りますけど。本当に無料なんですよね。あとからお金を請求されたりはしないですよね」

「ご安心ください。お金を請求することはありません。ただ！」

吉高は、しつこいくらいに間をつくり、緊張感をつくり出す。

「もし、これをきっかけに、浅田師長が問題を解決なさったら、ぜひ、私共の雑誌に出てくださいね。その時の出演料は、無料ということでお願いします。では、私はこれで失礼します」

そう言うと吉高は、踵を返し足早に去っていった。怪しさは抜けきれないが、自分が購読している雑誌の編集者だということと、吉高の落ち着いたしゃべり方になぜか親近感を覚え、まずは、手紙を読んでみようと思った。

お困りの看護師長さんへ

はじめまして、お困りの看護師長さん。私は、もう看護師長になってから23年が経ちます。吉高さんからあなたの話を聞きました。看護師長として半年が経過し、思ったような成果が上げられていないこと、家族との関係で悩んでいること。確か、私も23年前はそうだったのよね。あなたとまったく同じ状況でした。

私の場合はね、看護師長になった途端に、改革案を掲げて、「よし、みんな、これをやるぞっ！」って発表したのよね。すると、次の日からみんな、私を無視するようになってね。「私が看護師長なんだから言うことを聞きなさい。これは、あなたたちのために言っているのよ」って朝礼で叫んだこともあったわ。もちろん、これで余計に看護師との関係が悪くなってね。タイミングが悪いことに、ちょうどその時に、娘が病気をして手術を受けなくちゃならなくなって。どうしていいのかわからず、私も雑誌の投書欄に手紙を書いたってわけ。おそらく、あなたも今、その状況なんでしょうね。でも、大丈夫よ。何とかなるわよ。

まず、知っておいてほしいのは、「成功への階段は1段ずつしか上れない」っていうこと。看護師は常に目の前の仕事に必死なのよね。そこに管理者が、崇高な目標を掲げ、現場に膨大な課題を投げかけても、それは、反発しか起きないのよね。その目標にいくら価値があっても、そこの価値ではなく、膨大な課題に反応してしまうのよね。「仕事が増えそう……」ってね。

ここでのポイントは、1段ずつ上ればいいと教えてあげること。そして、なぜ、その目標を達成するためにこの課題を解決しないといけないかを、何度も説明することが大切。

次に、その階段は、「みんなで一緒じゃないと上れない」こと。みんなで一緒に上るからこそ、楽しくもあり苦しくもある。これを乗り越えた先に、素晴らしいチームワークが醸成されるの。スポーツの大会なんて見ているとよくわかるわよね。激闘が続いたチームほど、チームワークが高まってくるじゃない。それと同じ。チームワークが高まるってことは、みんなが目標を理解し、その中で自分が何をすべきかという役割を理解している状態よね。

その状態をつくり出すために看護師長がやることは、大きく2つ。「仕事の指示を明確に出すこと」と「コミュニケーションをしっかりとること」。

まず、「仕事の指示を明確に出すこと」は、できるだけ具体的に細かく出すこと。「○○をやって」ではなく、その手順まで説明することね。看護師長の頭の中は、看護師長にしかわからないのよね。だから、指示を受けたほうは、これでいいのかなと不安になる。不安なまま仕事するってものすごくストレスでしょ。だから、できるだけ細かく手順まで説明するべきなのよね。

そして、何よりもコミュニケーションね。リーダーシップは最終的にはすべて、コミュニケーションによって発揮されるもの。特に看護師長になると日常業務でのかかわりが少なくなるから「意識的に」コミュニケーションをとるようにしなければならないわね。どんなにいいアイデアであっても、あなた自身が信用されていない以上は、誰もあなたのアイデアに従う人はいないでしょ。あなたが、看護師から信用を得る方法は、あなた自身の考えを「うそ偽りなく堂々と語ること」。意外と看護師たちは、あなたがどう考えているのか気にしているものよ。その内容の善し悪しの前に、あなた自身のコミュニケーションの扉が開いていることが大切なの。だから、まず、あなたの考えをストレートに伝えること。そして、明確な業務の指示を出すことね。

じゃあ、私のアドバイスが役に立つかどうかわからないけど、陰ながら応援しているわね。看護師長は素晴らしい仕事よ。頑張ってね！

真知子は、手紙を閉じた。何か、自分の知らない世界を垣間見たような気がした。看護師長になれば、看護師は言うことを聞いて当然だと思っていた。「成功への階段は1段ずつしか上れない」か。確かに、私は一気に上ろうとしていたかもしれない。自分が看護師からリーダーとして認められるためには、「崇高な目標」や「正しい言動」が必要だと思っていた。しかしそれは、看護師からみれば「押しつけ」でしかないのではないか。この手紙が言う通り、みんなで一緒にじゃないと良い職場はつくれない。その方法は、「仕事の指示を明確に出すこと」と「コミュニケーションをしっかりとること」。やってみよう。どうせ、このまま続けても上手くいかない。

次の日の朝

早速、真知子は朝礼で話をはじめた。
「昨日は、残業しないようにと話しました。これに関し、木原さんから『好きで残業しているわけじゃない、必要だからしている』と意見をいただきました」

木原は顔を真っ赤にして下を向いている。おそらく、この後、怒られるのを覚悟しているようだ。また、他の看護師もそれを想像し、空気が張り詰める。そして、真知子は続ける。

「それは、木原さんの言う通りだと思います。私の言い方が悪かったと反省しています。木原さん、ごめんね」

そこにいた全員の頭のなかに「?」が浮かぶ。誰しも今までの真知子の態度からは、まさか3年目の木原の意見を聞き入れ、謝罪するなんて思ってなかったからだ。特に木原は、拍子抜けして、ぽかんと口が空いている。

「こんなこと言っていいのかわからないけど、実は、息子が登校拒否になりました。でも、私も残業続きだからなかなか息子と話し合う時間がない状態なんです。仕事にプライベートを持ち込むなって思うかもしれないけど、私は、看護師長であると同時に1人の母親です。仕事も家族も私にとってはかけがえのない大切なものです。だから、家族を犠牲にして、仕事を続けることはできません。もちろん、皆さんにも家族やプライベートを犠牲にしてほしいとは思っていません」

真知子の「息子が登校拒否」というカミングアウトに一同は驚いていた。また、今まで常にピリピリして話しかけづらかった真知子からまさか、プライベートな話が出てくるとは思っておらず、二重の驚きだ。そして、看護師たちは、今後、真知子がどんな話をするのかを全員が集中して聞いていた。

「私のことに限らず、これからの時代、ワークライフバランスがきちんととれる職場でなければ、質の高い看護はできないし、私たち自身も業務に忙殺されるばかりでは仕事の喜びや自己成長を感じることができないと思います。なので、まずは何とか、残業を極力減らし、有給休暇もきちんととれる職場にしていきたいと思いますが、皆さん、いかがでしょうか？」

真知子に一体、何があったのだろうか。息子の登校拒否がよほど大変なのだろうか。急変した〝浅田師長〟に誰もが戸惑っている。そして、その空気を察するかのように看護主任が口を開く。

「あのーそれは、わかっているのですが、看護師を増やさないとどうしようもないのではないでしょうか？」

「確かに、主任さんの言われる通り。でも、たとえ看護師が増えても、うちの病棟にだけ潤沢に配置されることはあり得ないでしょう。そのような可能性の低いことを考えるよりも、できることから少しずつやっていけばいいと思います。どんなことでも『成功への階段は1段ずつしか上れない』でしょ。何とか、みんなで一緒にやってみましょう」

「成功への階段は1段ずつしか上れない」は、完全にあの手紙の受け売りだ。でも、看護主任が言うように、現実として人手は足りないのだ。まずは、理想論よりもそこをきちんと意見として認めて、じゃあ、どうするかを考えることが大切だ。わかりきった意見に価値がないのなら、そもそも意見なんて求める必要もない。そんなスタンスだったから今まで真知子と看護師の間には溝ができていた。それを埋めるのは、相手の意見を聞いたうえで、仕事の詳細な指示を出しながら、コミュニケーションをとり続けることだ。

「では、まずは、1人ずつ意見を聞かせていただきたいと思いますので、2週間くらいかけて面談させてください。また、声をかけますので、それまでに、それぞれ、残業を減らす、有給休暇を増やすために何をすればいいかを考えておいてください」

看護師たちとの面談

それから、真知子は業務の合間を縫って、看護師たちと面談をした。最初は半信半疑だった看護師たちも、真剣に話を聞いてくれる真知子に好意的なイメージをもちはじめた。すると、不思議なことに残業や有給休暇の話以外にも、真知子に相談する看護師が増えてきた。また、なかには「それは私がやっておきますから師長は早く帰ってください」と気を遣ってくれる看護師まででてきた。

それは、春になって雪が少しずつ解けるようなスピードで、まさに「階段を1段ずつ上る」ように病棟の雰囲気が変わってきた。

全員の面談が終わった3週間後、朝礼で真知子は面談の結果を報告した。

「皆さん、ありがとうございました。本当にたくさんの素晴らしい意見が聞けました。また、皆さんが日々、どんな想いで仕事をしているかもよくわかりました。面談の結果ですが、皆さんから一番多かった意見は、まずは会議が長い、次に書類が多いということでした。確かに、このような間接業務は、いかに効率化するかが重要です。病棟内だけで解決できないかもしれませんが、一つずつ解決していきましょう」

会議の効率化

まずは、すぐにできることとして会議の見直しを行った。病棟内で実施している会議やカンファレンスの目的や協議内容を明確にし、不要な会議を再編統合した。特に、業務に関する会議をどう効率的かつ効果的にするかが問題だった。そこで、真知子は数人の看護師を集めてミーティングを行った。

「どうしたら、もっと効率的に会議ができるかしら」

「師長さん、いいですか？」

そう言い出したのは、10年目の中堅看護師だ。

「何か意見があれば、どんどん言って」

「あのー今の時代、いちいち集まらなくても意思疎通ってはかれると思うんですよ」

「どういうこと？」

「私たちの世代って、今、ほとんどのコミュニケーションがＳＮＳなんですよね。むしろ、顔を合わせて話すほうが少ないっていうか。特に看護師は交代勤務だから、メンバー全員集まるのって結構難しいじゃないですか。だからＳＮＳのようなシステムのほうがやりやすいんですよね」

　他の看護師も続く。

「確かに。この前、友達と旅行に行った時も、ＳＮＳを使って、一度も電話せずに打ち合わせをしましたが、問題なく、旅行に行けました」

　こういうのにはイマイチ疎い真知子が看護師に質問する。

「それは、メールでやりとりするってこと？」

「メールじゃなくて、グループチャットですね。複数人で同時にやりとりしながら、みんなが行きたい場所のウェブサイトのリンクを貼り合ったり、動画を貼ったりして」

「複数人ってことは、他の人のやりとりも見れるってこと？」

「はい。他の人に見られたくない内容は、普通のメールみたいに直接ダイレクトメールすればいいので」

　わかったような、わからないようなことだったが、今の若い人は、このようにコミュニケーションをとっているのだろう。

「じゃあ、うちの病院のシステムにはそのような〝グループ何とか〟はないの？」

「師長さん、グループチャット！　です。何とかじゃないですよ」

そう言うと、どっと笑いが起こった。

「同じようなものはないですけど、例えば、グループメールのメーリングリストみたいな形だといけるんじゃないですかね。ちょっと総務課にも聞いてみます」

グループメールでのやりとり

実際に、試しにグループメールをはじめたところ、大好評だった。わざわざ、時間をつくって集まり、「何か、意見はないですか？」というような無駄な時間を過ごすくらいなら、ちょっとした空き時間で発言できるメールのほうが便利だった。特に、若い看護師の多い真知子のような病棟では、あらたまって顔を合わせる会議より、メールのほうが発言が多くなり、協議も活発になった。さらに、会議に参加していない看護師もメールでのやりとりが見れることで、会議時間の短縮のみならず、看護師全体の情報共有がかなり進んだ。

また、書類も入院時の膨大な説明書類の中から病棟裁量で変更できる部分を作り直した。さらに、チーム医療の研修に出た看護師から、栄養指導や薬剤指導、ＡＤＬ支援など、最近は、管理栄養士、薬剤師、理学療法士などの職種が実施していると知り、このような多職種協働のチーム医療体制をとれるように、看護部長をはじめ、上層部に上申した。

書類・業務の見直し

入院説明の書類もそのつど新たに作成していたため、同じような説明が何度か入っていたので、それを省略した。また、看護師によって説明方法が違うことが判明したため、マニュアルを作成し、看護主任やベテラン看護師でなくても説明できるようにした。さらに、家族からの質問の多い項目をあらかじめ「Q＆A」としてまとめたりすることで、説明時間がかなり短縮できた。

真知子は、担当している看護師に頻回に声をかけながら、「これは、こうしてみましょう」「じゃあ、こっちの案でいきましょう」と明確な指示を出していった。今までであれば、看護師たちは真知子の指示を押しつけと捉えていたかもしれない。しかし、看護師たちは「何かあれば気軽に言ってちょうだいね」と声をかけてもらい、常に気にかけてもらっているのがわかっていたし、どっちつかずの指示よりも明確にしてもらったほうが、動きやすい。実際に、残業時間が減ったり、有給休暇がとれるかどうかはわからなかったが、真知子を筆頭に何かに取り組んでいることがモチベーションになっていった。

また、「どうせなら、この際、看護業務も見直しましょう」と看護主任がみんなに声をかけ、業務手順の見直しが行われ、ここでもわずかではあるが効率化が進んでいった。ここで先頭だって動いてくれたのが、あの病棟を替えてほしいと言ってきた3年目の木原だ。実は、真知子は木原の面談時に、「なぜ病棟を替わりたいのか」をあらためて聞いた。すると、3

年目になり日常業務は一通りできるようになってきたが、本当にこれでいいのか不安があったようだ。不安を抱えたまま、毎日、誰にも相談できずに仕事をしていた。真知子に病棟を替わりたいと言った前日は、ちょうど急きょ休んだ看護師が2名いて、木原が残業してそれをカバーした。そんな時に「残業はだめ」と言われ、一生懸命頑張った自分が否定された気持ちになり、その矛先が真知子に向かったというわけだ。それに関しては、「事情も知らずに一方的に言ってごめんね」と謝った。そして「不安があればいつでも相談していいのよ」と木原に言った。木原は、この面談により真知子への疑念がなくなり、むしろ、自分の良き理解者となってくれた真知子のために、できることをやりたいと思うようになった。

取り組みをはじめて1年

真知子の病棟は、看護師の残業の少なさや有給休暇取得の多さで院内で1番になった。会議でのグループメールや入院説明の見直しなど、他の病棟でも行われるようになり、病院全体のモデル病棟のような存在となっていた。真知子は、他の病棟の看護師長の相談に乗ったり、この1年の取り組みを院内研修で全職員に話す機会も得た。

「えー当病棟の業務改善について説明します」

登壇した真知子の傍らには、この1年間、真知子と力を合わせて頑張ってきた看護師たちが真知子よりも緊張している。不思議なものだ。たった1年前は、自分は嫌われ看護師長で、何を言っても看護師たちに反発される存在だった。それが今では、病棟一丸となって取り組んだ業務改善の内容を全職員の前で話している。

確かに、病棟の業務改善が進んだことや、それが全病院的に認められたのは嬉しい。でも、一番嬉しいのは、看護師たちに看護師長として認められたことだ。看護師長になれば、勝手にみんなが自分の指示に従うと思っていた。でも、現実は違っていた。

きっかけは、あの〝手紙〟だった。あの手紙の看護管理者も私と同じ経験をしたに違いない。もしかすると、看護管理者なら誰もが通る道なのかもしれない。今だからわかる気がする。「仕事の指示を明確に出すこと」と「コミュニケーションをしっかりとること」。この2つが大事だと手紙には書いてあった。確かにその通りだ。やってきて思ったのは、「仕事の指示を明確に出すこと」と「コミュニケーションをしっかりとること」は、結局、看護師長の仕事そのものだということだ。もちろん、細かいところでは、いろいろあるが、この2つの行動をブレなくとり続けることで、看護師たちに安心感を与え、その結果、看護師たちがいきいきと力を発揮できるようになるのだ。

「えー最後に、今日、私が病棟を代表して説明しましたが、これらの取り組みの多くは、病棟看護師たちの努力と頑張りによるものです。私の話の最後に、ぜひ、うちの看護師たちに拍手をいただけないでしょうか」

そう言うと、会場には割れんばかりの拍手が起こる。恥ずかしさのあまり、手で顔を覆う者や隣同士で手を取り合って笑顔を交わすものなどそれぞれの反応だったが、いずれにしても、この1年、こんな看護師長のもとで、一生懸命に頑張ってくれた。真知子も他の参加者と同じように看護師たちに拍手を送った。みんな、ありがとう。

リーダーシップは〝目標に影響を及ぼすプロセス〟

今日も時計を見ると定時ジャスト。帰宅の準備を整え、職員玄関を出た。すると、そこに吉高が立っていた。

「お疲れ様です。浅田師長、今日は、お早いお帰りで」

「あら、お久しぶりです。ご無沙汰ですね。1年ぶりかしら」

「はい、近くまで取材で来たものですから、様子が気になって来ちゃいました。でも、その表情を見ると上手くいっているようですね。安心しました」

「あなたのおかげです。ありがとうございます」

真知子は、深々と頭を下げた。

「いえいえ、私は手紙を届けただけですから。お礼は、手紙の看護管理者さんに言ってください。って、誰だかわからないので言えませんよね」

そう言うと、吉高は、にこりとした後、真顔になった。

「やはり看護師長というのは難しい立場です。看護師長の実力次第で、病院の経営に直接影響を与えますから。看護師長の難しいところは、どのような形で看護師をリードしていくかというリーダーシップの部分なんですよね。浅田師長は、1年前までそのことに悩まれていましたね。最初は、私は看護師長なんだから看護師は私の言うことを聞いて当然。と思っていたかもしれません。でも、そんなに甘くないのがこの看護師の世界ですね」

「はい、その通りです。私も自分が看護師長になれば、自分の思うように看護師を動かせると思っていました。でも、それは間違いでした」

「リーダーシップというのは役職のことではありません。役職があるから、看護師長だからみんなが言うことを聞いてくれるわけじゃないですよね。リーダーシップとは、いろいろな考え方がありますが、〝目標達成に向けて影響を及ぼすプロセス〟だと言われています」

「〝目標達成に向けて〟と〝プロセス〟かあ」

「そうです。まず、リーダーは明確な目標を示す必要があります。何となく、漠然と良い職場をつくろうと言われても何のことかわかりませんよね。だから、明確な目標が必要なんです。でも、明確な目標を示すには勇気が必要です。もし、ダメったらどうしようって誰でも考えるじゃないですか。でも、これをバシッと言えるのがリーダーなんですよね」

「私も残業時間の減少と有給休暇取得を増やそうって言い切ったところから、みんながついてきてくれるようになったのよね」

「そうです。正解か、不正解かは誰にもわからないのですが、リーダーには明確にゴールを示してほしいものです。頑張る方向性が見えますから」

そして、吉高は、右手の指を2本立てた。

〝明確な指示〟と〝コミュニケーション〟

「そして、2つ目です。どんなプロセスがいいのかです。確か手紙では、〝明確な指示〟と〝コミュニケーション〟って書かれていませんでした?」

「はい。何で知っているんですか? まさか、手紙を先に読んでいるのですか?」

「いやいや。手紙は読んでいません。ただ、インタビューの時、しつこいくらい言われていましたので」

「そうなんですか。でも、この2つはとても大切だと思います」

「そうなんです。実は、〝優秀なリーダーは何をやっているのか〟という研究があるんです。優秀なリーダーがとっている行動は2つ。1つは、タスクと言って、仕事の明確な指示や進捗管理です。そして、もう1つは人間関係のコミュニケーションなんです」

「じゃあ、あの手紙の看護管理者さんが言っていることと同じですね」

「その通り。このことをご存知かどうかはわかりませんが、肌感覚的にご理解されていたのかもしれません。そして、浅田師長も同じだったのではないですか?」

「そうですね。私は最初は、タスクばかり押しつけていたような気がします。今思えば、看護師長として、どうやって看護師とコミュニケーションをとるのかがわかっていませんでした」

「でも、今では、タスクもコミュニケーションもどちらも上手に使って〝優秀な看護師長〟になりましたね」

「いえ、優秀なんて。まだまだこれからです。でも、どちらも大切っていうのは身に染みてわかりますよ。今なら」

「それは、良かったです。あっ、差し出がましいようですが、これは仕事だけではなく、人間関係というか、家族関係も同じだと思います。確か、最初にいただいたお手紙には、〝家族の問題もあって〟と書かれていましたね」

「はい。まだそこは、完全には解決に至っていなくて」

「大丈夫ですよ、浅田師長なら。もう、自分が何をしないといけないか、おわかりなんじゃないですか？　あっ、出過ぎたことを言いました。失礼しました」

「そうですね。やることはわかっています。きちんと息子と向き合います」

「さすが、浅田師長です。じゃあ、今後のご活躍、期待していますよ」

真知子は、吉高との会話で、何かスッキリした。あの手紙で、自分なりに考えてやってきたことだが、吉高の言葉で頭の中が整理された。そして、看護師長としてやっていく自信が少し出てきた。

家族との関係

定時で帰れるようになって3か月。息子とは、最近は、時間があれば少しずつ話をするようにしている。登校拒否は、中学2年生に進級したと同時に解決した。登校拒否の原因は友人関係で、どうやら、学級委員長の男子が高圧的で、クラスのルールを勝手に自分の都合のいいように変えてしまうことに納得がいかなかったようだ。担任の先生にも掛け合ったが相手にもしてくれなかったとのことだった。夫は、「お前は悪くない。勉強は家でしろ。でも、2年生になったらクラス替えがあるので、また学校に通うこと」と約束していたようだ。ある意味、息子は不毛なリーダーの犠牲者だったのかもしれない。あの時、私は、息子に何もしてあげられなかった。でも、今は、時間も心の余裕も少しはできた。毎日、家族で晩御飯を食べながら息子の学校の様子を聞いている。そして、半年以上続いた登校拒否の影響で、まだ勉強についていくのが大変なようだ。でも息子は、逃げることなく毎日戦っている。母親のできることは、頑張っている息子を応援することと、傷ついた時には、抱きしめてあげること。そして、世界中が息子を非難しても私だけは味方であり続けることだ。

こんな考え方ができるようになったのも、あの手紙からだ。仕事も家庭も上手くいかず、自暴自棄になって「逃げだしたい」と思っていた。でも、今の自分は違う。素晴らしい看護師たちと仕事をし、愛すべき家族がいるのだ。これからも大変なことはあるだろう。でも、私はこの1年で、大きく変わった。本当にあの手紙のおかげだ。

ある日の朝

息子とこんな話をした。

「ねえ、学校はどう？」

「うーん。わからない」

「もし、またつらくなったらお母さんに相談してね」

「えっ？　いいの？　だって、お母さん、仕事忙しそうだし……」

「えっ？　いいの？」という言葉が意外だった。息子は、反抗期で母親である私を相手にするのはもう嫌なのかと思っていた。

「いいの？　っていいに決まっているでしょ！　お母さんなんだから」

「実は、俺……」

そう言うと、息子は、登校拒否の理由を話し出した。夫からは、「学級委員長が嫌な奴で合わない」「クラスの雰囲気になじめない」という大まかな話しか聞いておらず、詳しく話を聞いても「大丈夫だよ。俺に任せろ」としか言わなかった。真知子は真知子で、自分に余裕がなかったからそれ以上聞くこともなかった。

息子からの告白

「実は、俺……、将来、看護師になろうと思って……」

「えっ、そうなの？　お母さん知らなかった」

息子は、うつむいたまま、ボソボソとしゃべりはじめた。

「1年生の授業の時に、将来なりたい職業で看護師って書いたら、それは女子の仕事だってみんなに笑われて。俺、悔しかったから、『別に男子もいるし、性別は関係ないだろ』って言い返したんだけど。それから、ちょっとずつみんなに無視されるようになって。お母さんに相談しようと思ったけど、お母さんも忙しそうだったし、相談できなかったんだ」

「ご…め…ん……」

最後は言葉にならなかった。真知子はあふれ出る涙をテーブルの上に置いてあったティッシュで拭う。きちんと話をしてあげたいのに、涙と嗚咽で声が出ない。息子の窮地に力になってやれなかった後悔で胸が締めつけられる。しかも、私と同じ「看護師になりたい」という息子の力にもなってやれていなかった。母親としてなんてひどいことをしてしまったんだろう。

「泣かないでよ。もう大丈夫だよ」

息子は、顔を上げて笑っている。

「でも、苦しかったんじゃないの？」

「看護師ってさ、苦しんでいる人の味方になるんだろ。俺は、こんなことくらいでは負けないよ。看護師は、勉強できて資格があればできる仕事じゃない。苦しんでいる人の味方になるには、自分が強くなきゃいけない。これ、本に書いてあったことだけどな」

ちょっと大人になった息子の言葉で真知子も冷静さを取り戻す。

「大人になったわね」

「もう中学2年だよ。十分、大人だろ」

「はいはい」

「あ、言っておくけど、俺、日本じゃなくて、アメリカで看護師になるから」

「え、アメリカ…」

「そうだよ。もう、決めたんだ。だから、お母さんは、しっかり仕事して、俺の留学費用を稼いでくれよな」

「はい、じゃあ、時間よ。いってらっしゃい」

息子の背中をさすって学校へ送り出す。

真知子も少し遅れて家を出た。今も鞄の中には、あの手紙が入っている。困った時、悩んだ時は今でも読み返す。リーダーシップは、明確な指示とコミュニケーション。それができているか、自問自答するのだ。そして、いつか、同じ看護師として息子と話をする日が来るのだろうか。もし、そうなった時、今よりも立派な看護管理者でいたい。私も強くならなきゃね。

そして、今日も真知子の慌ただしい1日がはじまった。

解説

目標、方針、計画を立てリードする

リーダーシップ行動理論

どのようなリーダーシップを発揮すればいいのか、これは看護管理者なら誰もが悩むところです。もちろん、その時々の状況や環境によって変わりますが、リーダーシップの行動理論には、看護管理の実践に重要なポイントがあります。

リーダーシップの行動理論は、1950年代からはじまりました。有名なのは、アメリカのオハイオ州立大学（オハイオ研究）と日本の集団力学研究所（PM理論）の研究です。基本的には、どちらの研究もリーダーシップの行動を「タスク」と「人間関係」に分け、これらを同時に高いレベルで実践しているリーダーがいる部門は高業績であると実証しました（図）。

もちろん、これらの理論にもその時の状況や環境で最適なリーダーシップの行動は変わるという

図　リーダーシップ行動理論研究

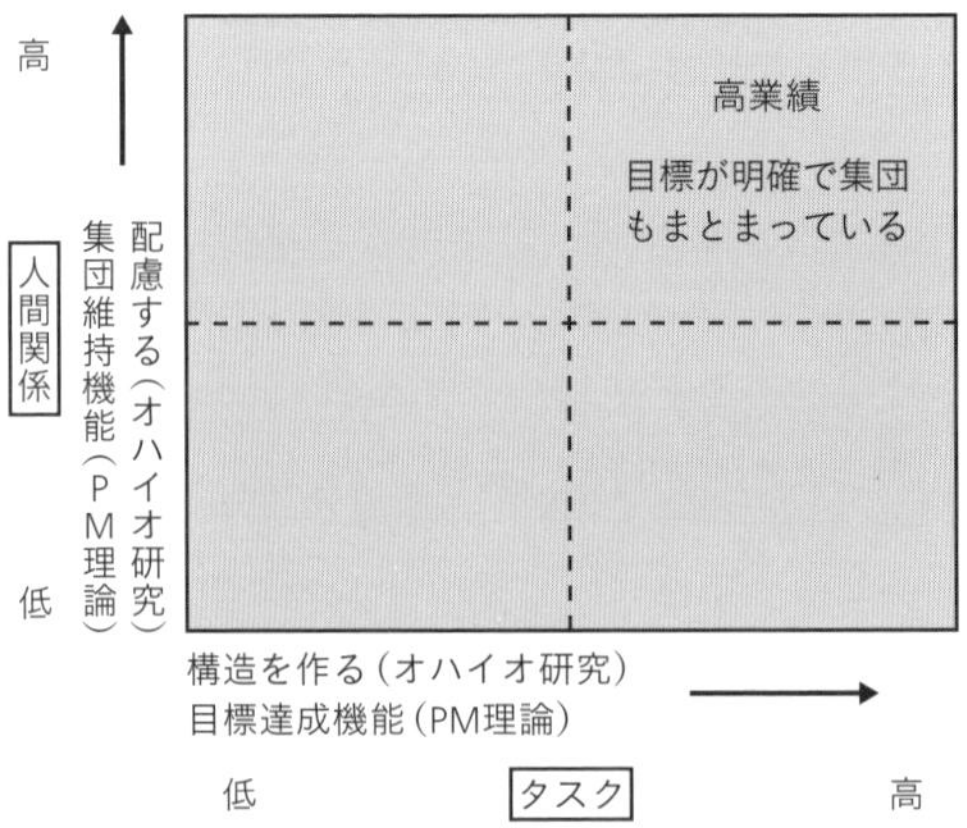

批判はあります。しかし、看護管理者として、「まず、何をしないといけないのか」という最初の実践学習には、非常に有効であると思います。

「タスク寄り」と「人間関係寄り」

筆者も多くの看護管理者と話をしていると、「タスク寄り」の人と「人間関係寄り」の人が多くいるということを経験しています。もちろん、看護管理者といえども人間ですから、偏りがでるのは当たり前です。しかし、大切なことは「どちらか1つが重要」ではなく、「どちらも重要」だということです。

例えば「タスク寄り」の看護管理者は、コミュニケーションが不足し、どんなにいいアイデアも部下に受け入れられずに実行レベルまでに進まないというケースがあります。このような看護管理者とお話しすると「あれもこれも」とアイデアが豊富にあるにもかかわらず、「部下がついてこない」と嘆いています。対策として、「きちんと皆さんにわかるようにコミュニケーションをとられたらいかがでしょうか」とご提案しています。また、新任の看護管理者の方は、必ず全員と一度は面談を行ってもらうようにしています。一気に全員と集団で相手をすると「管理者VS看護師」のような構図になることもあります。特に新任の看護管理者では、スタッフは「どのように管理するのだろう」と不安もあると思います。もちろん、全体に向かって目標や方針を伝えることは必要ですが、1対1で伝えていくことも効果的です。

また、「人間関係寄り」の看護管理者は、コミュニケーションや人間関係はしっかりできているが「何をしたいのかわからない」という状態になっていることがあります。もちろん、スタッフとの良好な人間関係は重要ですが、看護管理者ですから、仕事においての「目標」「方針」「計画」などを立案し、スタッフに浸透させ、進捗を管理し、自部署の看護がより良いものに改善していくように働きかけなければいけません。つまり、馴れ合いの人間関係というのも問題です。看護師は人間相手の仕事で、かつ感受性の高い方が多いので、どちらかというとこの「人間関係寄り」の看護管理者が多いように思います。ぜひ、仕事で結果を出し、みんなで喜び合うことで、「この管理者についてきてよかった」と思わせるところまできちんと仕事を構造化し、明確な指示を出していきましょう。

リーダーシップは行動

これら2つの「タスク」と「人間関係」を同時に取り組むことはわかっていても、難しいことが多々あります。そういう場合は、「看護管理者で役割を手分けして取り組む」という方法もあります。役職上位者で、普段は現場にいないような看護管理者に憎まれ役を買って出てもらい「タスク寄り」のリーダーシップ行動をとってもらいます。また、現場の看護管理者はスタッフとコミュニケーションをとりながら「人間関係寄り」で目標や計画を進めていきます。

いずれにしても、看護管理者のリーダーシップで重要なのは「どのような行動をとっているのか」ということです。残念ながら1人で悩んで考えていても、それは看護師には伝わらないのです。目標、方針、計画を立て、言葉できちんと説明し、現場の看護師をリードしていきましょう。

フォロワーシップの3要素

▼同調性・有能性・改革のプロセス

第2話

看護主任 黒木佐奈

看護主任就任

「ありがとうございます。一生懸命、頑張ります」

拍手の中、黒木佐奈《くろきさな》は、朝礼で看護部長から辞令を受け取った。柏木《かしわぎ》病院に就職して10年。看護主任に昇進した。佐奈は、高校を卒業後、医師会立の看護学校に入学した。学生時代は、看護学校と同じ系列の柏木病院で看護補助のアルバイトをしながら過ごした。卒業後は、他の病院に就職も考えたが、大きな病院よりも、自分にはスタッフ全員の顔と名前がわかるくらいの中小規模の病院が合っているだろうと、柏木病院に就職することにした。それから、生え抜き看護師として10年、着実にキャリアを重ね、本日、看護主任となった。

自分が看護主任になることは何となくわかっていた。柏木病院のような中小規模の病院は、大規模病院に比べると看護師の平均年齢が比較的高く、中途採用者も多い。佐奈のように看護学校を卒業し、新卒で就職してくる新人看護師もいるが、30歳手前で結婚や妊娠などで退職したため、生え抜きで10年経験したのは、ここ数年で佐奈だけだった。

柏木病院は、他の病院と同じく地域医療構想や診療報酬改定の影響で、今まで以上にさまざまな取り組みが必要になった。通常の看護業務に加えて、安全管理、感染管理、接遇、嚥ト、排泄などの委員会活動が必要になった。

さらに、ここ数年では、入院患者を増やすための広報活動やベッドコントロール会議、地域住民との交流イベントや退院患者のための訪問看護ステーション開設、介護事業所との連携など、看護師の仕事は年々、増加している。そんな状況の中、柏木病院のような中小規模病院では、多くの余剰人員を抱えるわけにはいかず、看護管理者は、院内のほとんどの活動に参加する必要があった。

実際に、佐奈の病棟の看護師長である伊藤昌子《いとうまさこ》も毎日、どこかの時間で会議に出席しているし、多い時は、会議に参加するため1日中ほとんど病棟にいない日もあった。そんな中、病棟の看護業務の管理を看護師長とともに行う看護管理者が必要になり、佐奈が看護主任として選ばれたのだ。

佐奈自身は、看護管理者を目指していたわけではないが、せっかく10年間勤めてきた病院で看護主任の話をもらい、断る理由はなかった。むしろ、自分の頑張りが認められたのだと嬉しかった。

佐奈の業務改善スタート

「じゃあ、お願いね。黒木主任」

伊藤看護師長に肩を叩かれ、佐奈の「看護主任人生」がはじまった。まず佐奈が取り組みたかったのは、看護師のモチベーションを上げることだ。特に20代、30代の若い看護師がモチベーション高く仕事に取り組んでくれるようにするにはどうしたらいいかを考えて、業務改善を進めていきたいと思っていた。

しかし佐奈は、看護管理者としての教育を受けたわけでもなく、何からはじめたらいいか、どう進めていったらいいかわからない。でも、こういう時は、まずは動いてみることが大切だと何かで聞いたことがある。そこで佐奈は、病棟看護師全員と面談をすることにした。毎日、1人か2人、10分程度面談を重ねていった。

面談の内容は、「今、困っていること」「職場に対する望み」などありふれた質問だったが、意外にも「特に何もない」という看護師が多かったのには驚いた。ある30代の看護師との面談はこのような感じだ。

「今、何か、こうしてほしいとか困っていることとかないですか？」
「うーん。特にないですかねー」
「じゃあ、現状には満足されているってことですか？」
「いや、満足しているわけじゃないですけど、改めて聞かれるとねー」

「もっと、自分の頑張りを認めてほしいとか、こんなことをやってみたいとかはないですか？」

「まー、頑張りを認めてもらって給料が上がるならねー。でも、うちではそうもいかないし、やってみたいということは、うーん、特にないかなー」

面談をした看護師の8割方がこのような感じだった。柏木病院はよく言えば、ガツガツしていないアットホームな職場ではあるが、逆を言えば、向上心のない看護師が多いとも言える。特に佐奈の病棟は平均年齢が30代後半であり、多くは子育て真っ最中だ。看護師の話しぶりからは、「仕事も大切だが、家庭が一番」という人が多かった。

ただ、その中でも、20代の看護師からは「もっと福利厚生を充実させてほしい」「頑張りに応じて評価されるような人事評価制度がほしい」「ベテランでサボっている人がいるのに、私より給料が高いのは納得がいかない」などの意見が多数出てきた。

佐奈は、それらの意見を丁寧に聞き、これを解決することが自分の看護主任としての役割だと思った。そこで、看護師から出た意見を一覧にまとめて看護師長へ相談に行った。

看護師長の元へ

「伊藤師長、私、この1週間で看護師全員と面談をして、このような意見が出ました」

佐奈は、これは伊藤看護師長にとっても重要なことで、積極的な自分の姿勢も評価され、前向きに話を聞いてくれるものだと思っていたが、実際には違っていた。

「黒木さん、あなた、面談って誰の許可をとってやったの？」

「え、あっ、許可が必要だったんですね……。すみません……」

「あなたもうちの病院の現状がわかっているでしょう。そんな人手のない中で、みんなで助けってやっていくしかないの。個人個人の希望が大事じゃないとは言わないけど、そんなのいちいち聞いていたら、仕事にならないでしょ」

「はい、それはそうだと思いますけど、もっとみんながモチベーション高く仕事に取り組んでくれればいいと思って」

「じゃあ、あなたが面談すれば、みんなのモチベーションが高くなるってことなの？」

「いや、そういうわけじゃないですけど、仕事って与えられるものだけやっていても面白くないですし、やらされ感というか、そういうものが増えてきて、それが不満につながってくるというか」

「黒木さん、看護師の仕事なんだから、まず与えられた仕事をきちんとするのが大事なんじゃないの？　そこで、周囲の人に認められてから徐々に自分の希望が通るようになるのよ。それは、看護師も管理者も同じことよ。あなたが先走ってみんなの希望を聞いて、あなたがそれを解決できるの？」

そう言うと伊藤は、ため息をつきながら佐奈の用意した一覧表に初めて目を通した。

「福利厚生だとか、人事評価だとか、あなたにそんな権限があるの？　聞いたからには、管理者としては動かないといけないのよ。あなたにそれができるの？」

「いや、それはできないので、伊藤師長に相談しようと……」

「そんな、勝手にはじめられたことを後で相談されてもどうしようもないでしょ」

「はい。すみません……」

「もう、勝手なことをしないでちょうだい！」


まずは、動いてみることが大事だ、みんなの話を聞くことが大事だと思い込んでいたが、現実はそうではないらしい。もう少し考えてから行動すればよかった思う反面、こういう前例主義で超保守的な体質が柏木病院の最大の問題ではないかと納得いかない面もある。ただ、伊藤看護師長の協力が得られない以上、このまま自分の意思を貫くのは厳しそうだ。また機を改めて再度、取り組むしかない。

しかし、事態は徐々に悪化していく。

さらなる試練

「黒木主任、あの件、どうなりました？」

そう聞いてきたのは、25歳の若手看護師の山本希美《やまもとのぞみ》だ。

「えっ、あの件って何？」

「えー忘れちゃったんですか？　研修費の件」

そうだ。面談の時に、希美から研修費の補助をもっと出してほしいと言われていた。どんな返答をしたのか覚えていないが、「何とかする」みたいなことを言ってしまったかもしれない。

「あーその件なら、今、〝上〟と相談中なんで、ちょっと待ってね」

「それが、行きたい研修の締め切りが、もう来週なんですよ。もし、補助が出るなら行ってもいいかなと思っているんですけど。返事っていつもらえますか？」

まさか、その相談相手である〝上〟の伊藤看護師長から門前払いを受けたとは言えず、ここは何とか取り繕うしかない。

「じゃあ、来週までには、返事をもらうようにするわ」

「わかりました。ありがとうございます」

そう言うと希美は、嬉しそうに去っていった。その背中を見ながら、来週、希美にどう言い訳をしようかと考えていた。

2日後

しかし、言い訳をする場面は訪れず、事態は最悪となった。希美が佐奈のもとへ顔を硬直させながらやってきた。

「黒木主任！　ひどいじゃないですかっ!?」

事態が飲み込めず、佐奈は困惑する。

「研修費、何とかしてくれるって言ったじゃないですか!?」

「それは、また〝上〟と相談してって言ったでしょ」

「私、伊藤師長に確認したら、そんな話は黒木主任から聞いていないって言われたんですけど。どういうことですか!?」

「いや、私も伝えたのは、伝えたんだけどね。その、こういうことは、タイミングというか、順番があって……」

「そういうのを変えていきたいって言っていたの、黒木主任じゃないですか！」

「まっ、そうなんだけどね……」

なんとも歯切れの悪い返答しかできない。

「成長しようとしている看護師を応援しないような病院ってどうなのかと思います。黒木主任なら何とかしてくれると思っていましたけど、結局、何も変わらないんですね」

「私だって、いろいろ考えているんだから、あなたの勝手だけを聞いているわけにはいかないのよ」

「勝手ってどういうことですか。私は勉強して成長したいって言っているだけです。それが、勝手なんですか？」

もうこうなると、売り言葉に買い言葉で、話は、良い方向に進むわけがない。研修費の補助の話が、勉強することが勝手かどうかという話になっては、収拾がつかない。とりあえず、もう一度、看護師長に相談すると約束し、その場を収めた。

悪いことは続くものだ。

母親からの電話

自宅に帰ると、母親から電話があった。もう用件は決まっている。

「仕事よりも結婚」だ。

佐奈の両親は、2人とも小学校の教師で、母親は佐奈を妊娠した時に退職し、専業主婦となった。教師の父親と専業主婦の母親という、いわゆる昭和の香りが色濃く残る生真面目な家庭に育った佐奈だが、どういうわけか、このような生真面目な性格を受け継がなかった。
学生時代は、バレーボールに打ち込み、生真面目からは程遠い、明るい学生生活を過ごした。高校3年生の進路を決める時、両親は勝手に教育大学に行って教師になると思い込んでいたようだが、佐奈は、教師にはまったく興味がなく、テレビで観た医療ドラマの影響で、看護師になりたいと漠然と思っていた。よって、佐奈が「看護師になりたい」と言った時、両親ともに反対で、特に母親は大反対だった。

結局、母親を説得できないまま、奨学金で看護学校に通い、看護師になった。両親とは、看護学校の寮に入り実家を出たことで、それほど話す機会もなくなり、何となく疎遠になっていた。しかし、昨年、父親の定年退職のお祝いで旅行に行って以来、母親が時々、電話してくるようになった。以前のように露骨に看護師の仕事に反対することはないが、二言目には「結婚、結婚」とうるさい。だから、いつも電話の最後は、軽い言い争いになって、佐奈のほうから「はいはい、わかりました」と強引に電話を切る。

佐奈も特に独身を貫きたいわけではない。実際に、今も2つ年上で、システムエンジニアをしている園田誠人《そのだまこと》と2年前から付き合っている。というよりは、母親には言っていないが、すでに同棲している。ただ、誠人とは、特に結婚について話し合ったことがなく、誠人が結婚に対してどう考えているのかはわからない。聞いて確かめればいいのだけれど、もし、誠人にまったく結婚願望がなかった場合、それがきっかけで別れることになりそうで、その話は先送りしていた。

母親との電話の後で

そして、いつもの通り、軽い言い争いで母親との電話を切る。隣にいた誠人がスマホをいじりながら佐奈に話しかける。

「また、お母さん？」

「うん、毎回、結婚、結婚ってしつこいのよね。私はね、仕事が忙しいのよ。ホント困っちゃう」

「まあ、心配なんだろう。でも、まあ、あんまり喧嘩するのはよくないよ」

「そんなこと言ったって、私、もともと母親と折り合いが悪くて……」

「へーそうなんだ。その話、聞いたことなかったよ」

「うん、実はね……」

いつもは、こんな話をしないが、仕事が上手くいっていないことと、母親との喧嘩のはけ口は、すでに目の前にいる誠人しかおらず、愚痴を聞いてくれればそれで満足だった。誠人は、口数が多いほうではないが、こういう時こそ、口数の多い男性よりも、話をきちんと聞いてくれる男性のほうがいい。誠人はまさにそういう人だった。結局佐奈は、このあと2時間、誠人に愚痴を聞いてもらった。最後は、お互いお酒を飲みながらになったので、何を話したかはよく覚えていない。でも、最後に「あんまり、無理するなよ」という誠人の言葉に癒された気がする。

次の日の朝

確かに誠人の言葉で癒されて眠りについたが、朝になっても、仕事も母親との関係も何ひとつ昨日と変わらない。しかも、仕事の状況は最悪だ。その時、初めて佐奈の頭に、

「もう、辞めよっかな」

という言葉がよぎった。何となく母親との確執から逃げるように転がり込んだ看護の世界は、こんな私でも受け入れてくれた。人並みの看護師にさせてくれたのは柏木病院だったし、今の私があるのも間違いなく柏木病院のおかげだ。だから、恩返しの意味で、何とかもっと病院を良くしようと思っていたけど、それは私の思い違いだったのかもしれない。私が思うほど、病院は私のことなんて思ってくれていないのかも、とそんなことを考えながら出勤準

備をしていた。歯を磨きながら鏡に映る自分の姿を見てつぶやいた。

「私って、そんなにダメなのかな……」

佐奈は、そのまま座り込んで声を上げて子どものように泣いた。佐奈にとって、柏木病院は、唯一の居場所だったのかもしれない。でも、そこはあくまでも〝職場〟であり、〝家庭〟ではない。伊藤看護師長や可愛がっていた後輩の希美から自分が強く否定されたことで、完全に自分の居場所はなくなった。自分が看護師として、いや人間として否定された気持ちになった。洗面所で嗚咽しながら号泣する佐奈をみて、誠人が「今日は休みなよ」と背中をさすってくれた。どれだけ泣いたかわからない。

もう、これで、私は、終わりだ。

布団から抜け出したお昼過ぎ

気がつくと時計の針は昼の12時を回っていた。「体調不良で休みます」と病院に電話した後、布団にもぐりこんだ。平日の昼間、仕事を休んで布団の中にいるなんて、看護師になって10年目で初めての経験だ。しかし、この部屋の外は、佐奈の存在がなかったかのように何事もなく動いている。たかだか壁一枚しか隔たりがないのに、それはまるで別世界のように思えてくる。

少しお腹が空いてきたので、重い身体を持ち上げて布団を出る。冷蔵庫に向かう途中でテーブルの上に置かれた郵便物が目に入る。冷蔵庫から牛乳を取り出してコップに注ぐ。

そして、テーブルについて何気なく郵便物の束を物色した。すると、その中に『月刊ナースリーダーシップ』が入っていた。佐奈は「最悪のタイミングじゃん」と独り言を言った。なぜ、看護管理者でもなかった自分がこの雑誌を購読したのかは忘れてしまったが、看護管理者のインタビュー記事が結構、気に入っていた。いつか、自分もこの雑誌にインタビューされるような看護管理者になれたらいいなと思っていたが、その思いはあっという間に打ち砕かれた。もう、この雑誌の購読をやめなければとページをパラパラとめくりながら、問い合わせ先を探していたら、ふと投書欄が目に入った。

柏木病院では失敗したが、看護師はまたどこかで続けるだろう。看護管理者にはなりたくないが、私はどうすればよかったのだろうかと気になった。たいして期待もしていないが、どうせ昼からすることもないので、投書してみることにした。

私は、今月、看護主任になりました。今の病院は看護学生時代から働いているのでもう10年以上になります。学生から10年以上勤務する看護師は少なく、それが認められて看護主任になりました。私は特に管理者教育を受けたわけではないのですが、学生時代はバレーボール部のキャプテンで、自分はリーダーシップがあるほうだと思っていました。

バレーボールは、選手の一人ひとりのモチベーションが大切なので、私はキャプテンとして積極的にコミュニケーションをとることを心掛けていました。それは、看護管理者というリーダー職も同じだろうと思い、看護師全員と面談をしました。しかし、これが看護師長の逆鱗に触れたようで「勝手なことをするな」と怒られました。また、可愛がっていた後輩からも信頼を失い、結果として、上司も部下も怒らせてしまいました。

私のやったことは間違っていたのでしょうか。

こうなった以上、今の病院は退職しようと思っています。もう、私の居場所はありません。他の病院で働いたことがないので、転職先でうまくやっていけるかどうかわかりませんが、看護管理者はもうこりごりです。もう、看護管理者をするつもりはありませんが、私が間違っていたかどうかお答えいただけないでしょうか。

読み返してみると、「自分は正しく、周りが間違っている」と言っているような感じがしたが、別に知っている人が読むわけでもなく、投書欄に掲載されるのは匿名だから誰にも自分のことだとわからないと思い、そのまま封を閉じた。

2週間後

次の日から佐奈は、あえて〝普通の自分〟を気丈に振舞って仕事に励んだ。ここで、弱い姿を見せると、周りも気を遣うだろうし、自分らしくないと思ったからだ。ただ、毎日、仕事が終わると相当疲れを感じた。伊藤看護師長の言うように、とりあえず、看護主任として与えられた仕事をただひたすら続けながら、いつ退職しようかと考える毎日だった。そして、今日もどっと疲れた重たい身体を引きずって、職員出口から帰宅する。


「お疲れ様です。黒木主任」

「あっ、はい。お疲れ…さま…です」

そこには、見たこともない男性が立っていた。

「私、こういう者です」

そう言うと男性は佐奈に名刺を差し出した。

「月刊ナースリーダーシップ編集部　吉高さん……？」

「はい、この度は投書をいただきまして誠にありがとうございました。ここではあれなので、ちょっと場所を移しませんか？」

そうだ。2週間前に『月刊ナースリーダーシップ』へ投書した。投書は、回答つきで投書欄にでも掲載されるものだと思っていたが、なぜか編集者が目の前にいる。何か良くないことでもあったのだろうか。

喫茶店へ

佐奈と吉高は場所を移し、おそらく病院の職員は来ないだろう喫茶店に入った。

「あのー、私の投書が何かありましたでしょうか？」

「いやいや、そういうことではありません。私共は、雑誌の出版だけではなく、看護管理者のお悩み相談に乗ることもしております。あっ、雑誌は有料ですが、こちらは無料となりますのでご安心ください」

「相談ですか……。私の投書の回答を吉高さんがしてくれるのですか？」

「いいえ。私は、この手紙を届けるだけです」

「手紙？」

「はい。黒木さんの投書を私共の雑誌のインタビューに答えていただきました看護管理者の方へお送りし、回答を手紙でいただいて、それを投書していただいた方へ手渡しするサービスです」

「本当に無料なんですか？」

「はい。皆さん、不審がられますが、本当に無料です。あくまでも雑誌の読者の方へのサービスです」

そう言うと、吉高はカバンから手紙を取り出し、佐奈に差し出した。

「もちろんですが、黒木さんの投書は匿名で、回答いただいた看護管理者の方も黒木さんだとはわかりません。また、回答いただいた管理者の方も匿名です。つまり、お互い誰だかはわかりませんのでご安心ください。では、どうぞ」

「これ……今、読んでもいいですか？」

「はい。どうぞ。私は席を外していますので、読み終わりましたらお声がけください」

そう言うと吉高は、店員に合図を送り、別の席へ移動した。佐奈は、封筒を開け、手紙を引き出した。思ったより分厚く便箋３枚はあるだろうか。

お困りの看護主任さんへ

こんにちは。まず、先輩の看護管理者として、あなたに伝えたいのは、「自分を責めないで」ってこと。あなたは、看護管理者としてスタートラインに立ったばかり。たった一度の失敗でそんなに自分を責めないでくださいね。周りの人を責めても、結局、自分が苦しむだけよ。まずは、今起きた事実を受け入れて、次はどうするかを考えることが大切です。どちらが正しい、間違っているというような争いの世界に身を置いては苦しむのは自分です。これからの長い看護管理者人生、失敗の度に争っているとこ身がもたなくなりますよ。

看護管理者の仕事なんて、誰しも最初は失敗の連続です。あなたの投書を読んで、失礼ながら笑ってしまいました。それは、私の看護主任時代の失敗とまったく同じだから。きっと、あなたも納得いっていないのよね。その気持ちはよくわかります。でも、あなたはこれから看護管理者として成長しなければなりません。同じ経験をした者として、解決方法をお伝えしますね。

今回のあなたの最大の失敗は、やはり「先走って、勝手に物事を進めたこと」でしょう。特に看護主任は、上司も部下もいる中間管理職です。まず、あなたがしないといけないのは、「部下に信頼されること」です。しかし、信頼されることと、ただ単に好かれることは違います。部下に上司として信頼され、改革を進めるためには、3つの段階があることを覚えておいてください。それは「同調性」「有能性」「改革」という3つの段階です。

まず第一に、「同調性」はルールを守ること、集団の目的に忠実であること、目的に沿った行動をとることです。これは一見すると、前例主義のようで、あなたのような若い看護管理者には物足りないかもしれません。でも、あなたがいきなり「今まではこうだったけど、これからはこうします」みたいな急な方向転換を図ったらどう思うかしら。おそらく、まだ何の実績もあげていないリーダーについていくのは不安だと思わない？　しかも、看護主任ならその上に、看護師長や看護部長がいるわけで、その人たちの意向でないと動けないと思います。あなたの気持ちはよくわかりますが、まずは、今の組織、今のルールの中で、きちんと自分の役目を果たすことよ。

そして第二に、「有能性」です。先ほどの同調性の中で、きちんと組織に貢献し、あなたの看護管理者としての有能性を示すことです。ここで、看護主任の一番大切な役割は、看護師長や看護部長の「翻訳家」になることです。看護師長や看護部長は、病棟や病院の運営にかかわっているけど、最終的にはそこの決定事項は、「現場」で行われることがほとんど。だから、看護主任が、病棟看護師にもその情報がわかるように翻訳してあげること。逆に一番やってはいけないのは、病棟看護師と一緒に「あの決定は間違っている」「上の人は現場がわかっていない」などと批判することです。

もし、そのような意見が病棟看護師から出れば、それは、自分の翻訳が足りなかったと思うべきでしょうね。

そして第三に、「改革」です。同調性、有能性を高めていく中で、あなたはすでに看護主任として、看護師長や看護部長、そして、病棟看護師にも「信頼」されていると思います。信頼されれば、それなりに大事な仕事が回ってくるものよ。そこで初めて「改革」が実現できるのよ。

長くなってしまってごめんなさい。つい、昔の自分に書いている気持ちになってしまいました。あなたの名前も所属もわからないけど、いつか、「改革者」としてインタビューされることを楽しみに待っています。

佐奈は、手紙を読み終えて、フーと息を吐いた。今まで失敗続きで頭が混乱していたが、その解決策がこんなに丁寧に示されたなら、やるしかないという気持ちになる。今までの「自分が正しく、周りが間違っている」という考え方が自分を苦しめていたのだ。確かに、争いの中に身を置くのはよくない。そうではなく、周りの人たちへ寄り添い、そして信頼されて初めて看護管理者として役割が与えられるのだ。

「いいアドバイスが書かれていましたか？」

吉高が佐奈の気配を感じとり席に戻ってきた。

「はい。私と同じ経験をされた方だったと書いてありましたので、すごく参考になりました」

「それは、よかったです。手紙を読む前とまったく表情が変わりましたね」

「え、そうですか？」

「はい。目の中に炎が見えます」

「あははは。昔のスポ魂アニメみたいじゃないですか」

「ちょっと表現が古かったですね。では、私はこれで失礼します。この先、黒木さんがこの手紙の内容を実践するかどうかは自由です。でも、もう心配なさそうですね。それでは」

次の日

佐奈は、早速「同調性」からはじめることにした。手紙には、「ルールを守ること、集団の目的に忠実であること、目的に沿った行動をとること」と書いてあった。つまり、今の状態を最大限に良くするために何をするかだ。

今年の病棟の目標には「多職種連携を強化し、患者のニーズに合わせた退院支援を行う」とある。しかし、この部分は昨年と変わらない方法で行われており、実際に目標達成に向けて何も取り組みが行われていない。伊藤看護師長は病棟会議やカンファレンスの度に「多職種連携強化」を訴えているが、実際、病棟看護師は動いていいのかわからない。そこで、佐奈は、伊藤看護師長のもとへ向かった。


「伊藤師長、ご相談があるのですが」

「はい、どうしたの？」

「病棟の目標でもあり、伊藤師長がよく言われている多職種連携なんですが……」

続きを言おうと思った途端、伊藤が話し出す。

「あれ、なかなか進まないわよね。私が全部のカンファレンスに入って指導すればいいのかもしれないけど、なかなかその時間もなくって。あと、多職種の人たちともどう連携していくかを話し合わないといけないのだけど。どうしたものかしらね」

「それなんですが、いろいろ調べてみたら、多くの病院では、ＡＤＬ支援を多職種で行っているようです。また、退院支援では、介護事業所との連携を強化しているようですね。まずは、うちの病棟で多職種によるＡＤＬ支援を強化していければと思いますが、どう思いますか？」

「そうね。でも、看護部だけだといけないので、まず、リハビリ部にも協力してもらう必要があるわね」

「はい。今日、ちょうどカンファレンスにリハビリ科長も出席しますので、どのように連携すればよいのか話し合ってみようと思いますが、よろしいですか？」

「そうね。私はその時間、別の会議が入っているからお願いね」

そして、カンファレンスの後、佐奈とリハビリ科長で話し合った。リハビリ科長は、他院の情報をたくさんもっており、例えば、ＡＤＬの介助方法を示したカードをベッドサイドに掲示し、それを見ながら全員で介助することで介助方法が統一でき、かつリハビリで行っている内容がそのまま病棟でも同じように行えるようになると考えてくれた。また、病棟担当のリハビリスタッフを配置すれば、情報共有がさらに進むため、理学療法士を1名病棟に配置してはどうかという話になった。その後、伊藤看護師長に報告し、ＡＤＬカードの作成と理学療法士1名の病棟配置を開始することにした。

ＡＤＬカード作成に関しては、どうしても今までのやり方が抜け切れず、ＡＤＬカードを確認せずに介助する看護師もいたが、佐奈が根気強く確認するように指導した。また、介助が難しい患者に対しては、病棟に配置された理学療法士と一緒に介助方法を決めるような仕組みをつくった。

3か月後

3か月もするとＡＤＬカードは完全に定着していた。佐奈は、現場の看護師の意見を聞きながら書式や運用方法を変更し、より使いやすい形にしたことがよかった。今では「あの

ＡＤＬカードがないと不安」「リスク管理には絶対必要」という声が圧倒的に占めるようになった。また、病棟に配置された理学療法士も存分に力を発揮し、この3か月で病棟の多職種連携でのＡＤＬ支援が一気に進んだ。

佐奈はこの時、次の段階を考えていた。

柏木病院やうちの病棟の方向性のなかで、必要なものは何か……。

次に必要なのは、「摂食嚥下の強化」だ。

佐奈の病棟では、患者の高齢化に伴い、摂食嚥下障害の患者が増加していた。摂食嚥下障害があると在宅復帰は困難で、さらに介護施設への入所も難しくなる。ＡＤＬ支援でリハビリ科との連携はかなり良くなったので、引き続き言語聴覚士の協力と、新たに管理栄養士も入ってもらい、摂食嚥下対策を多職種で行ってみてはどうかと考えた。

伊藤看護師長への提案

佐奈は、前回と同じように伊藤看護師長のところへ相談に行った。

「伊藤師長、多職種連携でのＡＤＬ支援はかなり進んできました」

「そうね。ほんと見違えるように良くなったわね。病棟の看護師たちも喜んでいるし、対策は成功ね」

「はい。ADLに関しては良い方向に向かっています。ただ、今、困っているのは摂食嚥下障害の患者様が増えていることです」

「確かにそうね。高齢化が進むとどうしても増えるわよね。うちも対策しないとね」

「はい、そこで、ADL支援と同じように引き続きリハビリ科と連携し、あと、管理栄養士にも入ってもらおうと思うのですがどうでしょうか？」

「じゃあ引き続き、黒木主任にお任せするわ」

佐奈は、「お任せするわ」という一言がすごく嬉しかった。ほんの3か月前に「勝手なことをしないで」と一喝されたことを思い出した。

手紙に書いてあった通り、「同調性」の中でADL支援強化の成功は、佐奈の看護管理者としての「有能性」を少し示すことができたのだろう。その証拠が、信頼の証でもある「お任せするわ」という言葉になったのだろう。

そして、「お任せ」された摂食嚥下対策は、「摂食嚥下チーム」をつくって、入院時からのアセスメントや検査、摂食嚥下療法の実施などを行うことにした。

この摂食嚥下チームの看護部のメンバーは、以前、研修費の件で、佐奈に詰め寄った山本希美だ。実は希美は、摂食嚥下に興味があり、コツコツ勉強していた。あの時、行きたかった研修も摂食嚥下に関する内容だった。だから、このチームをつくる時、まず最初に希美に入ってもらいたかった。もちろん、希美本人に話をすると大喜びだった。

摂食嚥下対策スタートから3か月後

摂食嚥下チームは、医師、看護師、言語聴覚士、管理栄養士が中心となり、佐奈は、チーム全体がきちんと動くように医師に根回しをしたり、決定事項を看護師に浸透させたり、時に希美のサポートを行った。こちらも3か月が経過すると、以前から行っていたかのように病棟の対策として定着した。何より、希美が生き生きと力を発揮し、佐奈のサポートなしでも十分にやっていけるレベルになった。

病棟でのＡＤＬ支援と摂食嚥下チームの対策の6か月間で病棟が良くなったのは言うまでもないが、それに伴い、その中心として動いた佐奈が多職種連携の中心人物となった。

柏木病院では、今までこのように多職種で集まって何かをするという文化がなく、どことなく職種別の縦割り文化が強かった。それが、今では病棟にいろいろな職種が集まって、患者のために情報共有や意見交換が盛んに行われている。これを一番、喜んだのは、柏木病院の柏木院長だった。しかも、生え抜きである佐奈が徐々に成長し、看護管理者となり、今や中心人物となってみんなを率いていることは、経営者として最大の喜びだ。

院長室へ

佐奈は、院長室に呼び出された。隣には看護部長もいる。

「黒木さん、よくやってくれていますね」

「いえ。私じゃなく、みんなでやっていることなんで」

緊張しながら佐奈は答える。看護部長が続けて口を開く。

「学生の時からいるあなたが、こうやって病院のために頑張ってくれているのをみると、本当に嬉しいわ。年を取るとね、若い人たちの成長が何よりも嬉しいのよね。ねえ、院長先生」

「そうだね。しかも、今回は、私の念願であったチーム医療の形が2つもできたからね。黒木さん、ありがとう」

「いえいえ、私なんて。もともとは、私ではなく、病棟の目標で、伊藤師長も頑張っておられたことですので」

「そうね。伊藤師長もよく私に相談に来ていたのよね。でも、現場を動かす時間がないって嘆いていたわ。だから、黒木さんが看護主任で伊藤師長のサポートをしっかりしてくれた成果なのよね」

「サポートできたかどうかわかりませんが、病棟の看護師も積極的に取り組んでくれましたし、看護師以外の職種の皆さんにも協力していただきましたので、私の成果というよりも全体での成果だと思います」

確かに佐奈の口ぶりは、謙虚に聞こえるが、これは本心だ。看護主任になった当初は、柏木病院の「ダメなところ」を解決するのが自分の仕事だと思っていた。しかし、「同調性」の中で仕事をしてみると、「ダメなところ」ばかりではなく、柏木病院の「良いところ」もたくさんあることに気づいた。

特に患者のためになることは、みんな協力的で、誰も愚痴も文句も言わずに取り組んでくれた。佐奈は、改めて非常に恵まれた環境で仕事ができていることに気づいた。

改革の依頼

「それで、要件なんだが、黒木さんが病棟で行ってくれたADL支援と摂食嚥下チームを全病棟で行おうと思う。それに伴って、委員会を立ち上げて、そのリーダーをやってもらいたいと思っているだがどうだろう？」

「えっ、私が、リーダーですか!?」

「そう。委員長は私がやるから責任は私がもつ。ただ、実務的なところを一緒にやってくれないかと思ってね」

「しかし、私は、自分の病棟の仕事もあるので……」

看護部長が後押しする。

「そのことなら大丈夫よ。もう伊藤師長のオッケーもらっているし。あなたのおかげで伊藤師長もずいぶん助かっているみたいよね。私もサポートするから、ぜひ、うちの病院を〝改革〟していきたいのよ」

ついに「改革」という言葉が出た。「同調性の中で有能性を発揮し、その結果、信頼が蓄積され、改革を依頼される」。手紙の通りの展開となった。ここまで言われては断ることはできないし、ここで初めて、柏木病院のために何かできる看護管理者になったのだと自覚した。

「では、頑張らせていただきます」

と返事をすると、院長と看護部長は大喜びした。

再び、吉高登場

その日の帰宅時に、再度、吉高が現れた。

「立派な看護管理者になられましたね、黒木主任」

「あっ、吉高さん。ご無沙汰しております」

「いかがでしたか？　その後は。まあ、黒木さんの表情を見ればわかりますけど」

「正直、あの手紙に救われました。〝同調性〟とか〝有能性〟とか言葉は難しいですが、実際にやってみると、物事がどんどん良い方向に進んでいきました」

「それは、良かったです。でも、その中で黒木さんも努力されて成長されたのでしょう」

「努力というか、私は、自分と一緒に働く仲間や患者様にとって良いことができればそれでいいと思います。でも、そのためには、人を助けられる自分でないといけないのだと思いました」

「確かにそうですね。素晴らしいことにお気づきになりましたね。黒木さんのような立場はいわゆる中間管理職です。つまり、上司でもあり部下でもある」

「はい。私は最初、それを勘違いしていました」

「確かに、誰でも管理職になると、何か偉くなった気持ちになって、すぐに改革をはじめようとして失敗します」

「私もそうでした」

「中間管理職には、2つのスキルが同時に求められます。それは、リーダーシップとフォロワーシップです。部下を率いながら、上司をサポートする。これ、結構、大変なんですよね」

「吉高さんにもわかるのですか？」

「はい。一応、私にも上司と部下がいますので。毎日板挟みです。でも、この中間管理職でリーダーシップとフォロワーシップを身につけていけば、会社にとってなくてはならない存在になれるような気がします」

「私も同じ考えです。今の立場や役割で何ができるかを考え、明確な目標を決めて進んでいく。これが中間管理職の仕事なんだと思いました」

「では、もう安心のようですね。今後のご活躍を期待しています」

そう言うと吉高は去っていった。

帰宅すると

「ただいまー」

返事がない。今日は、誠人は休みのはずだ。コンビニでも行ったのだろうか。

「誠人、いるのー?」

リビングに向かうと、なぜか母親と誠人が座っていた。

「お母さん、どうして!?」

「どうしてじゃないわよ。こういうことだったのね」

母親はため息交じりに答えた。

「えっ、あっ、ごめんなさい。いつか話そうと思ったんだけど……」

緊張の糸が張り詰める。母親のことだ。同棲はだめだとか、誠人がどうだとかケチをつけるに決まっている。佐奈が、いつもの通り喧嘩モードに入る直前で母親が思いがけないことを口にした。

「良い人じゃない、誠人さん」

「えっ、お母さん？」

「まあ、佐奈の家から知らない男の人が出てきてびっくりしたけどね。ちょっと、お話させてもらったらしっかりした良い人でよかったわね」

「何を話したの？」

佐奈は、誠人に聞く。

「まあ、2人の馴れ初めとか、俺の仕事のこととか。あと、佐奈が仕事を頑張っている話とかだよ」

「きちんと支えてくれる人が傍にいるなら、お母さん、安心だわ。あなたが1人だと思っていたから」

今気づく、母親の本当の気持ち

この時、初めて母親の気持ちに気づいた。今までは、母親は自分と同じような人生を佐奈に押しつけようとしているのだと思っていた。高校3年生の時に、両親と同じ教師になることを押しつけ、看護師になることを大反対した。それから、佐奈はできるだけ両親には頼らずに自分の力で生きていこうと決めた。両親とは違う人生で自分は成功し、両親にそれを認めさせたいと思っていた。

しかし母親は、純粋に佐奈が1人で職場と家を行ったり来たりしているのではないかと心配していたのだ。

「お母さん、もう反対していないの？　私が看護師だってこと」

「するわけないでしょ。今や立派な看護主任だって、誠人さんから聞いたわよ。母親として誇らしいわよ。もう、私の時代とは違うからね。女性もどんどん働いて、社会に貢献する時代だものね。でも、身体だけは気をつけてね」

「ありがとう。お母さん」

佐奈は、なぜかまたあの手紙のことを思い出していた。家族関係もまた「同調性」からはじまるのかもしれない。相手のダメなところを見つけて、それを叩き潰すのではなく、今の形、今の関係の中で、自分が家族に対してできることを少しずつすればいい。それが、後々、信頼につながるのだろう。

「お母さん、私、おごるからさ、ごはん食べに行こう！」

母親は、思いがけない娘からの誘いにハンカチで涙を拭きながらうなずいた。

解説　フォロワーシップの3段階

同調からはじめる

リーダーが直面する「リーダーとフォロワーの関係性」に関して、関係性を良くする方法を考えていきます（図）。

リーダーになってすぐの場合、フォロワーからは「自分のリーダー」として信用されておらず、フォロワーは「この人はどんなリーダーなのか」と不安な状態です。このような不安な状態のなかで、いきなり改革をもちかけられたらどうでしょう。誰でも内容の良し悪しに関係なく、拒否してしまうものです。よって、リーダーになってまず最初にするべきことは、組織に同調することです。

いきなり組織の悪いところを否定するのではなく、現状の組織の方針やルールをしっかりと守り、組織の現状を最適化していくことです。言い換えれば、

図　関係性を良くするための行動

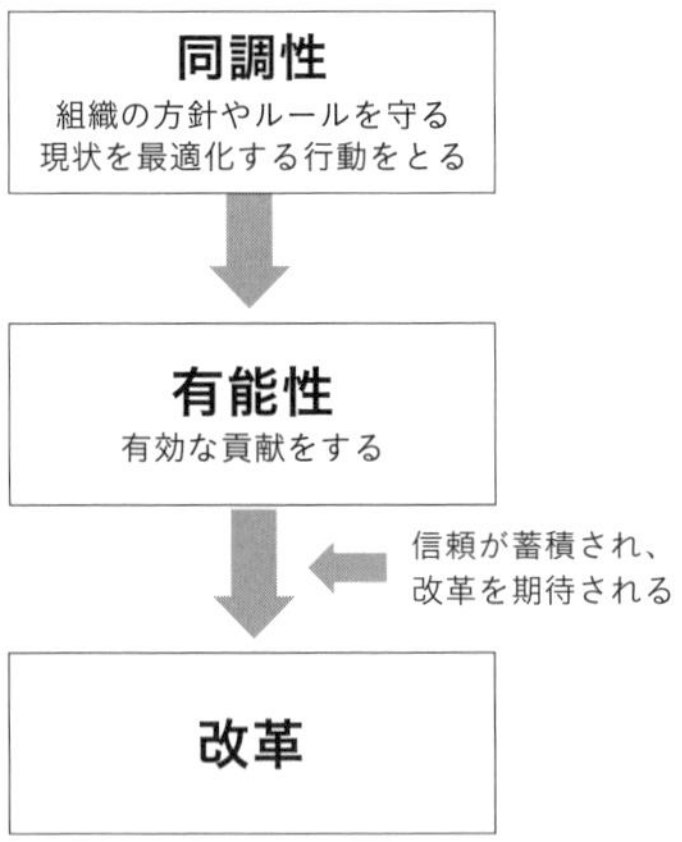

組織目標を達成するために率先して行動したり、滞っている部分にアプローチして、組織のために働くリーダーであることを証明していきます。これにより、フォロワーのリーダーに対する不安は徐々に安心感に変わっていきます。

有能性を示す

次に、リーダーがとる行動は、組織にとって「有能である」ということが重要です。組織の方針や目的にそぐわない行動をとり、組織にとって、やってみたけど無意味だったということがあれば、リーダーは信頼を失うでしょう。もちろん、組織の方針や目的に沿う行動でも、最終的に結果が出せないリーダーは信頼を失います。つまり、リーダーがとる行動が組織やフォロワーにとって良いものであれば、そのリーダーは「有能である」という印象になり、そのようなリーダーには徐々に周囲からの信頼が集まってくるのです。よって最初はいきなり大きな改革を行うのではなく、小さな成功を積み上げていくことが重要です。

改革の依頼

そして最後に、安心感と信頼感を得たリーダーになると「あの人ならもっとやってくれるはずだ」と期待感が徐々に高まり、そこではじめて「改革」の依頼が来るのです。

間違ってはいけないのは、これを逆からやらないことです。有能なリーダーであることを示そうとして、突然、改革をはじめて、組織をそれに同調させようとしないでください。リーダーになったらぜひ、同調性→有能性→改革の順番で進んでください。

目標管理制度

▼失敗しない目標管理制度（ＭＢＯ）の導入と運用

第3話

看護部長 笠原和恵

看護部長の仕事

「看護とは、すべての人々に対して、健康の維持、回復のためにケアすることである」と何かの本に書いてあった。決して、和恵の置かれている「多くの師長のバラバラな意見を聞きながら、異常なまでに気を遣い、折衷案を考える」とは書いていない。

笠原《かさはら》和恵《かずえ》は、浅間《あさま》病院の看護部長だ。一昨年まで、大学病院の看護師長をしていたが、浅間病院の看護部長が定年退職するとのことで、看護部長待遇で浅間病院にヘッドハンティングされてきた。そして、昨年1年間の看護副部長の経験を経て、今年から看護部長に就任した。

浅間病院は、１００床の地域医療を展開している病院で、地域包括ケア病棟と医療療養病棟の2病棟で運営している。さらに訪問看護ステーションや介護老人保健施設もあり、それぞれの部署に看護師長が配置されている。前職の大学病院は、全病棟、高度急性期の病棟だったので、看護師の仕事も「急性期の看護」と統一されていた。

しかし、浅間病院のように病床機能の違いや介護施設が入ってくるとそれぞれの部署の主張が食い違い、看護師長同士が火花を散らすことは珍しくない。看護部長の仕事は、看護師長同士が「正面衝突」しないように、日々、コミュニケーションをとりながら根回しをすることだ。

「これじゃ立場逆転ね」

和恵は思わず誰にも聞こえないように愚痴をこぼす。確かにそうだ。看護部長が看護師長に気を遣ったり、根回ししたりと本来は反対だろう。実際に、和恵は前職の大学病院では、看護部長に意見を通してもらうように、部下である看護師長がさまざまなことを考えて、しっかり根回しをしながら、用意周到に意見を出していたものだ。しかし、この浅間病院の看護師長たちは、遠慮なく自分たちの主張を言い放ち、あとは「看護部長が何とかしてくれる」とでも思っている。こんな無責任な看護管理が許されるのだろうか。

看護師長とのやりとり

今日も訪問看護の看護師長がやってきてこのようなやりとりをしたところだ。

「看護部長！　もっと退院患者の情報をきちんとください。そうしないと訪問看護するにもリスクが高すぎます」

「そうなの？　何か問題があったの？」

「問題があるとかないとかではなく、病棟は訪問看護が何をやっているか知ろうともしていないですよ。退院するまでが自分たちの仕事だとでも思っているんじゃないですか」

「いや、そんなことはないと思うけど。具体的にどんな情報がほしいの？」

「全部です」

「全部といっても、いろいろあるじゃない」

「だから、できるだけ情報がほしいんです。医師からは情報がもらえても病棟の看護師からはほとんど情報提供がないんです。医学的なことはある程度、医師からの情報でわかりますが、訪問看護は、そのほかＡＤＬや認知症や家屋状況なども見ないとできないんですよ」

「まあ、それはそうね。今まではどうしていたの？」

「こちらが必要に応じて病棟に聞いているんです。私たちもそんなに暇じゃないので、訪問看護からだけじゃなく、本来は、病棟から情報提供されるものじゃないんですか？」

「まあまあ、そうなんだけど。また、病棟師長とも話し合ってみましょう」

「お願いしますよ」


と、こんな調子だ。病棟と訪問看護をとりもつのは確かに看護部長の仕事ではあるが、その前に、病棟と訪問看護の看護師長同士で話し合うのが普通ではないのか。なんで看護部長の私が看護師長の小間使いのように動かないといけないのか。前職の大学病院じゃありえない話だ。

理想と異なる現実

看護部長に就任し、半年が経つが、いつもこんな感じだ。看護部長になれば、自分の思うような看護を実践できると思っていた。自分の器では、前職のような大学病院では無理だが、浅間病院くらいの規模の病院なら、自分の看護観や思いを十分に看護師たちに浸透させることはそんなに難しいと思っていなかった。しかし、現実は、自分の看護観や思いなんて１ミリも浸透させることができていない。最近では、もしかすると、自分は大学病院で看護師長をやっていたほうが合っていたのかもしれないと思うようになっていた。

しかし、現実的には、大学病院に戻れるわけではなく、引くに引けない理由がある。それは、この転職は夫の反対を押し切って決めたからだ。夫は、放射線技師で今は健診センターで働いている。よって、激務を抱える和恵とは違い、土日祝完全休みで、もちろん夜勤もない。どちらかというと「仕事人間」ではなく、趣味である山登りを中心に生活を送っているようなタイプで、昨年、子どもが大学を卒業し、就職したことで、さらに「山登り熱」が上がってきた。和恵は、山登りにはまったく興味がないため、夫が毎週のように買ってくる登山道具に対し、「お金の使いすぎ」「置き場所に困る」と小言を並べるのが常だった。

このような夫なので、和恵の転職にも興味がないのだと思っていたら「今さら、転職とか出世とか何考えているんだ」と反対されたことには驚いた。しかし、夫婦と言うのは、不思議なものだ。反対されればされるほど意固地になってしまう。最終的には「転職しても今まで通りで家庭は何も変わらない」と約束し、渋々説得した。

しかし、実際には、転職して看護部長になってからというもの毎日残業続きだ。「何も変わらない」と夫と約束したにもかかわらず、その約束をまったく守れていない。夫は今のところ何も言わないが、次の夫婦喧嘩では間違いなく、このことが議題にあげられ、責められるに違いない。

師長会の日

今日は、月に1度の師長会が開催される。病棟、外来、訪問看護、介護老人保健施設の師長と副師長が参加する。司会は、看護部長が行い、議題は、院内研修の確認や看護部内の委員会活動報告などである。

普段は口々に好き放題言っている看護師長たちであるが、会議となると借りてきた猫のようにおとなしく何もしゃべらない。そして、この師長会で決まったことを「あれはおかしい」「これは納得できない」と後で文句をつけるのだ。つまり、すでに会議としては機能していない。そして、その機能していない師長会が終わろうとしていた時だった。

「じゃあ、以上になりますが、他に何かありますか？」

「はい。1点よろしいでしょうか？」

手をあげたのは、黒川紹子《くろかわしょうこ》だ。地域包括ケア病棟の看護師長であり、看護師長の中でもひと際やっかいな人物だ。他の看護師長たちもあまりかかわらないようにしているが、本人はそれに気づいておらず、何かあると他の看護師長をつかまえては、病院に対する不平や不満を口にしていた。

爆弾投下

「はい。どうしました黒川師長」

他の看護師長たちも「これはやっかいなことになる」という表情を浮かべている。しかし、手をあげられたからには司会者である和恵は無視するわけにはいかない。そして、和恵と他の看護師長たちの予測は見事的中し、黒川は大きな爆弾を落とした。

「私たちの病棟は地域包括ケア病棟で亜急性期なので、すごく忙しいんです。他の病棟や外来をみると暇そうな看護師がちらほらいるようなので、こちらにもう少し人を回してもらえないでしょうか？」

もちろん、〝暇そう〟と言われた他の看護師長が黙っているわけがない。

「あの、黒川師長。自分たちだけが忙しいなんて、それは思い上がりじゃないですか？　うちの病棟だって忙しいんですよ」

「あら、そうかしら。療養病棟のナースステーションからはいつも笑い声が聞こえているじゃないですか。あれは、何の仕事中なんですか？」

「たまたま、黒川師長が見た時の話でしょ。〝いつも〟は言いすぎです」

「じゃあ、訪問看護はどうなんですか？　訪問していない時は暇じゃないんですか？」

「あのですねー、病棟看護とは違うんですよ！　記録や担当者会議、報告書の作成とかやることがいっぱいあるんですよ。知らないくせに言わないでください」

そのほかの看護師長も口々に黒川に対して反論している。そして、場を収めるように、和恵が口を開く。

「はいはい、皆さんお静かに！　黒川師長、うちのような病院はみんなギリギリの人員でやっています。確かに、人員配置は足りていますが、実際のマンパワーという面では、療養病棟も老健もギリギリです。一番、人員が多いのが黒川師長の病棟なんだから、すぐに他の部署に頼るのではなく、まずは、自分の部署で効率化するなり、業務改善を進めるべきではないですか？」

黒川は、誰か他の人が言われているかのような態度で、和恵のこのコメントを完全に無視した。和恵もこれ以上、会議を紛糾させるわけにもいかないので、無理やり会議を強制終了した。

黒川は、会議終了とともにさっさと会議室を出ていったが、他の看護師長たちは、黒川の文句を言うために席を立とうとしない。まったく余計なことを言ってくれたものだ。和恵の予想通り、その後1時間、他の看護師長たちの文句や愚痴を聞かされることになる。

「はーーーっ」

大きなため息をついた。やっとの思いで会議室から〝脱出〟し、看護部長室に戻った。すると、机の上には山積みされた書類が待ち構えていた。もちろん、この書類は和恵が処理すべき書類であり、他のことをしていても減るわけではない。むしろ、他のことをしている間にも徐々に増えていく。今朝、書類を確認した時には、今日中にこの山の半分でも終わらせようとしたが、先ほどの1時間のタイムロスで本日の残業が確定した。

帰宅すると

「ただいま」

和恵は、今日も残業し、疲れ切った身体を引きずるように自宅に帰った。いつもなら「あー」とか「おー」とかしか言わない夫が、

「今日も遅かったんだな」

と切り返してきた。だいたいこういう時は、〝嵐の前兆〟だ。夫婦生活も20年を超えると

空気感でそれがわかる。夕立の前の冷たい風のようなものだ。

「あっ、うん。今日もいろいろあって」

和恵はあえて、空気を無視して、普通に返事をした。

「毎日、毎日、残業だな」

「まあ、今だけだと思うけど。看護部長って思ったより忙しくて」

「そんなことは、最初からわかっていただろう」

徐々に夫がヒートアップしてくるのがわかる。それでも和恵は、それすらも無視して普通に返答する。

「そうね。わかっていたけど、これ程とはね。じゃあ、ちょっと着替えてくるから」

そう言うと、嵐になる前のリビングから今日2回目の〝脱出〟をした。

熟年離婚の危機

よくテレビのニュースや雑誌の記事で「熟年離婚」が取り上げられているが、我が家も例外ではない。半年前に子どもが就職し、家を出て夫婦2人っきりになってから、お互いどう距離感を保てばいいのかわからなくなっていた。同じ家に住んでいながら、特に会話をすることもない。むしろ、できるだけ顔を合わせないように、夫が休みの日を確認し、その日にわざわざ仕事を入れたり、どうしても休みが重なった時は、美容院の予約を入れたり、遠方まで買い物に出かけた。

新婚当初や子どもが小さい時には、夫とは本当によく話をした。週に2～3回は晩酌をしながら、家のこと、仕事のこと、子どものことなど話をしたものだ。仕事でどんな嫌なことがあっても夫と話せば自分の心が落ち着いた。夫もまた和恵との会話を楽しんでいた。しかし、和恵が看護師長になり家に帰る時間が徐々に遅くなったり、子どもも部活動や塾など忙しくなったりすると、徐々に夫婦の会話が少なくなっていった。今ではほとんど「家庭内別居」と言っていいくらいだ。

寝室へ

和恵は、寝室のクローゼットを開け、服を着替えようと思ったが、まったく気力が出ない。そのままベッドに倒れこみぼーっと部屋の天井を見ていた。この部屋で唯一動いているのは、ベッドの横にある小さな置時計だけだが、電池が切れかけて今にも止まりそうだ。

和恵は、このまま時間が止まってしまえばいいのにと一瞬思った。看護部長の重圧、夫とうまくいってない現実が、このままなくなってしまえばいいのにと思った。

現実逃避と言われればそうなのかもしれない。でも、誰だって頑張っているのに、それを理解してもらえず、成果も出なかったら現実逃避くらいするだろう。気がつけば、和恵は目を閉じていた。そして、今朝から起こった出来事をできるだけ考えないように、ただただ目を閉じていた。

何時間が経ったのだろうか。知らない間に寝てしまっていたようだ。和恵は、重たい身体を起こし、リビングに向かう。すでにリビングも真っ暗になっていて夫は自分の部屋で寝ているようだ。

電気をつけて時計を見ると夜中の2時を回っていた。そして、冷蔵庫にあるものを適当に食べて、お風呂に入った。お風呂から上がると完全に目が覚めてしまった。明日も朝から会議だから早く寝ないといけないのはわかっているが、この日は何となく朝まで起きていようかなと思った。

真夜中の『月刊ナースリーダーシップ』

テーブルに座ると郵便物の中に『月刊ナースリーダーシップ』があった。この雑誌の良いところは、お堅い看護雑誌とは違い、看護管理者のサクセスストーリーが載っているところだ。和恵にとっては、看護雑誌というより、ほぼ自己啓発のための雑誌だ。これを読むと「自分も頑張ろう」という気持ちになる。今から読めば、確実に朝になるのはわかっていたが、今にもガス欠で止まりそうな和恵の心には、給油が必要だった。そして、和恵は、『月刊ナースリーダーシップ』を読みはじめた。

読み終えようとしたのが朝4時半だった。カーテン越しに外が明るくなるのがわかる。そして、『月刊ナースリーダーシップ』の最後のほうにある投書欄を流し読みしていた。毎回、匿名の看護管理者がお悩み相談をして、それに対し、別の匿名の看護管理者がアドバイスをするというものだ。もちろん今の時代、インターネットにも同じようなサイトは多くあるが、不特定多数のインターネットとは違い、雑誌は「会員制」なので、匿名といえども雑誌の読者なので「特定多数」だ。この『月刊ナースリーダーシップ』を購読している人だと思えば、同じ匿名でもネット上のサイトよりも親近感がわく。

和恵は今までは「読む専門」だったが、ちょうど時間もあるので、試しに投書してみようかと思った。そして、便箋を出し、書きはじめた。

半年前に、約100床規模の病院で看護部長になりました。前職は、大学病院で看護師長をしていました。今、悩んでいることは、今の病院と前の病院が違いすぎることです。前の病院では看護部長は絶対的な存在で、看護師長は看護部長の意図をくみながら病棟運営をしていました。もちろん、私以外の看護師長も同じで、よく看護師長同士で相談していたものです。しかし、今の病院では立場が180度違い、看護師長たちは自分たちの主張を繰り返すばかりです。また、看護師長同士の関係も良くなく、自主的な話し合いなど皆無で、すべて看護部長の私が間に入って調整している状況です。
看護部長になれば自分の思うような看護ができると思いましたが、まったくと言っていいほどできていません。もちろん、私の力不足もあると思いますが、看護師長たちにも問題があると思います。なんでも困った時は最後には「お願いします」と丸投げです。そして、事あるごとに「どうなりました？」って、「自分で何とかしろ」って感じです。看護師長たちがもっと責任感をもち、自主的に自分の部署を運営してくれるようにならないかなと考えています。良いアドバイスがありましたらよろしくお願いいたします。

短い文章だが、これを書くのに結構時間がかかった。時計を見ると6時を回っていた。そろそろ夫が起きてくるころだ。和恵は、封筒に投書を入れて封をした。

ある日の幹部会議

「ベッドの稼働率が落ちているが、ベッドコントロールはどうなっているのかね？」

院長が和恵に質問する。今日は幹部会議で、院長、事務長、看護部長や診療部長など病院の幹部が集まる重要な会議だ。

「急性期からの紹介件数が少なくて、その分、稼働率が落ちている状態です」

「しっかりと連携をとっているのかね」

「はい、しっかりととれているとは思います」

「この前、医師会の集まりに行ったら、他の病院は、営業に回っているらしいじゃないか。うちも、そろそろそういうことをしていかないと生き残れないだろう」

事務長が間髪入れずに話し出す。

「院長の言う通り、営業をやっていきましょう。やっぱりこういうのは地域連携室と看護部長で営業に回るのはどうでしょう」

正直、これ以上、仕事を増やされるのも困る。ましてや院外に出れば、さらに仕事が溜まっていく。

「ちょっと、正直、私は……」

「どうしてですか？　対外的には看護部長が行くのがインパクトがあると思いますが」

「インパクトって、そんなもののために、何で私が動かないといけないのですか！　それ以外にもやることはたくさんあるんです。インパクトなら事務長が行けばいいじゃないですか！」

ついに言ってしまった。和恵は、看護部長になっても自分は〝外様〟という意識で、感情を表に出すことはなかった。でも、これ以上、仕事を増やされ、さらにそれが〝インパクト〟などというよくわからないもののためと聞き、どうしても許せなかった。自分は、看護師であり、看護部長だ。マスコットキャラクターではない。すかさず院長が間に入る。

「まあまあ、看護部長。私は、そういうことがあるという話をしただけで、営業に回る人員がいないこともわかっている。でも、このまま何もしないのも良くないからね。看護部長だけではなく、みんなで考えていこう」

看護部長室にて

「はーーーっ」

再び、看護部長室の書類の山に向かってため息を吐いた。何もかも上手くいかない。また、この書類の山を処理しながら、看護師長たちの間を取りもち、結果、帰りが遅くなり、夫を避ける日々。こんな生活がしたくて看護部長になったわけではない。

今日こそ早く帰って、夫に晩ごはんを作ろう。しかし、これは夫への愛情というよりは、意地でしかない。そんなことをしても、夫が喜ぶとは思えないが、いつもと違う流れを作りたかったのだ。

病院を出ると

「今日は、お早いお帰りで」

職員玄関を出たところで、男性に話しかけられる。

「あっ、はい。どちら様ですか？」

「私はこういう者です」

そう言うと見知らぬ男性は名刺を差し出した。

「月刊ナースリーダーシップ　吉高涼介さん……」

「はい。この度は投書していただき、誠にありがとうございます」

「あのー、私の投書が何か？」

「はい。実は、私共は、雑誌の出版だけではなく、看護管理者のお悩み相談に乗ることもしております。あっ、雑誌は有料ですが、こちらは無料となりますのでご安心ください」

吉高はまるで、そこに台本があるかのように話を続ける。

「笠原さんの投書に対しての回答を、私共のネットワークからベテランの看護管理者へお送りし、手紙でご回答いただいております。もちろん、笠原さんのお名前は出さずに、匿名ですのでご安心ください。また、ご回答いただいた看護管理者の方も匿名となります」

「そんなサービスがあるのね」

「はい」

「なんで、わざわざ手渡しなのですか？」

「はい。これは会社の方針です。各雑誌に1名、私のような投書担当者がおりまして、私と同じように手紙を直接お渡しししています。また、実は、別の目的もありまして……」

そう言うと、吉高は先ほどのまでの硬い表情を崩し、笑顔になった。

「もし、この手紙で笠原さんの悩みが解決したら、私共の雑誌にご登場いただきたいと思います。もちろん、その時は無料で、という交渉も兼ねております」

「じゃあ、もしかして、『月刊ナースリーダーシップ』に出ている成功者インタビューの看護管理者って、私のように投書された方もいるのですか？」

「はい。詳細は申し上げられませんが、おられますよ。しかも、かなりの割合で」

いつか自分もあの雑誌に出られるのだろうか。しかし、現実は、〝成功した看護管理者〟からは程遠く想像もつかない。

「あっ、笠原さん、今、『私なんて、絶対無理だ』って思いませんでしたか？」

和恵はハッとなり現実に戻った。

「えっ、何でわかるんですか？」

「顔に書いてあります。でも、この手紙を読めば、笠原さんの心にも光が差すかもしれません。でも、この手紙の内容を実践するかどうかは、笠原さんの判断にお任せします」

そう言うと、吉高は手紙を差し出した。和恵は、すぐに封筒の中から手紙を取り出した。

お困りの看護部長様

お手紙、拝見いたしました。実は、私も大学病院から地域の小さな病院へ転職して大変苦労した看護管理者です。大学病院にいた時は、小さな病院のほうが風通しが良くて、自分の思ったことを簡単に実現できると思っていました。

ただ、現実は正反対でした。まず、大学病院と比べて看護師の数が少ない分、人間関係の調整が大変で、毎日その対応に追われていました。そして、何より、大学病院は新卒採用が基本なので、真っ新な状態で「これがうちのやり方」というのが教育できます。そして、その中で育ってきた看護管理者なので、根本的な仕事観は近いのかもしれません。ただ、小さな病院は、中途採用が多い分、それぞれもっている経験値や仕事観が本当にバラバラなので、これをまとめるのって本当に大変ですよね。私も看護部長になった当初、何度も「カルチャーショック」を受けたのを覚えています。

でも、それは、私の前提が間違っていたのだと思います。リーダーシップをとるには、大きな病院のほうが大変で、小さな病院のほうが簡単なんてただの空想なんです。大きい病院は大きい病院なりの、そして、小さい病院は小さい病院なりの大変さがあるのです。

では、あなたと同じ経験の中でどのように解決してきたかをお伝えします。簡単に言ってしまえば「目標管理制度」の導入です。バラバラなものを一つにしていくためには、みんながある程度同じ価値観の中で仕事をしていかなくてはいけません。特に小さな病院では「急性期だけ」ということはなく、回復期や介護事業もあります。そうなると、仕事内容が違うため、看護管理者の価値観もまたバラバラになります。そこで看護部長は何をするべきかというと、このバラバラなものが最終的には病院や法人の「全体最適」に結びつくようにしていくことです。

それぞれの部門の目標と病院、法人の目標を統合し、それぞれの部門の頑張りが病院、法人の利益になることを目標管理の中で看護師長たちに教えていくことです。

ただ、この目標管理制度は、間違った使われ方をしているのをよく聞きます。例えば、年度の初めに目標を立てて、そのままほったらかしにして、年度末に目標を達成したかどうかをチェックするというやり方です。これは、目標管理ではなく、ただ結果を管理していることになります。目標管理で重要なのは、目標〝を〟管理するのではなく、目標〝による〟管理をすることです。

つまり、「プロセス」が重要だということです。

看護部長は、看護師長たちが各部門で目標達成に近づくように日々、支援していくことです。

ただ、この目標管理制度の難しいところは「短期的な成果が出にくい」ことです。おそらく、看護師長の中には「せっかく目標を立てたのに達成できなかった」「こんなもの意味がない」「業務が増えるだけだ」と反発する人もいるでしょう。しかし、それには負けないでください。最初の1年目は成果が出なくても、2年、3年と継続していくうちに、徐々に定着してきます。私の病院はもう10年以上続けていますが、今、目標管理制度をやめると看護師長たちからは逆に大反発が起きるでしょう。それくらい、私の病院の看護管理にとっては、目標管理制度がなくてはならないものとなっています。

各看護師長たちは、それぞれの部門で、看護師個人の目標管理をしています。それぞれの看護師たちの頑張りが、部門の利益につながり、そしてそれが病院、法人全体の利益につながります。しかも、小さな病院だとそれが手に取るようにわかるから、必然的に看護師のモチベーションも高くなるのです。

そして、この目標管理制度は、みんなの価値観が同じ方向に向くだけじゃなく、もう1つ、大切な効果があります。それは、「目標管理制度によって組織全体が学習していく」ということです。先ほども言ったように、「目標達成に向けて、さまざまな対策を講じ、それをフィードバックし、また新たな対策を行う」ということは、いわゆるPlan→Do→Check→ActionというPDCAを回すことになります。その中で「何が目標達成に対して有効だったか、有効でなかったか」が実践の中でわかってきます。

これは、実際にやった人にしかわからないことです。たとえ、その中で何か失敗が起こっても、目標管理制度の中では「これをすると失敗することがわかった」となります。つまり、失敗は成功のもとなのです。

ぜひ、あなたの病院でも目標管理制度をはじめてください。そのかわり、「長い旅」になることは覚悟してください。でも、その先には必ず良いことが待っています。では、頑張ってくださいね。

和恵は手紙を折りたたみ、封に戻した。確か以前、誰かから同じような話を聞いたのを思い出した。しかし、それが誰かまでは思い出せない。

「いかがでしたか？　光は差しましたか？」

吉高は微笑みながら質問した。和恵の表情は冴えない。

「まだ、イメージがつかないのですが、どのみち、今のままではいけないと思いますので、頑張って取り組んでみたいと思います」

「そうですか。それは、良かったです。では、頑張ってください」

そう言うと、吉高は去っていった。和恵は、この話を誰から聞いたのかが気になっていた。

帰宅すると

夫が山登りの道具の手入れをしていた。いつもなら、「また、新しいの買ってないでしょうね？」といった小言を言うのが常なのだが、和恵は雷に打たれたような衝撃を受けた。それは、先ほどの手紙の内容と同じようなことを、以前、夫から聞いたのを思い出したからだ。

「山登りで一番大切なのは、登頂することじゃなく、安全に戻ってくることなんだ。そのために山の特徴を調べ、天気に合わせて装備を決める。そして、ルートを何度もシミュレーションして登るが、ほとんどの場合、シミュレーション通りいかない。途中で大雨が降ったり、霧が出たり、道が閉ざされていたり。ただ、自然を相手にするということはそういうことだ。でも、何度もチャレンジするとだんだん「山の癖」がわかってくるんだよ。これを学習と呼ぶのだろう。そして、登頂して、無事に降りる。それが、一度でできることもあるし、何度も失敗することもある。つまり、すべての結果を作り出すのは、プロセスなんだよ。だから、山登りは、プロセスのスポーツなんだ」

山登りも大切なのはプロセス

和恵は、本当に久しぶりに自分から夫に話しかけた。

「ねえ。あなた。以前、山登りはプロセスのスポーツだとか言ってなかったっけ？」

夫は、またいつものように小言を言われると思っていたので、急な展開に驚く。

「おっ、おう。確か、言ったけど、どれがどうした？」

「いや、今日ね、同じような話を聞いて」

「えっ、お前が山登りの話を聞いたのか？」

「そうじゃないわよ。仕事の話でよ」

そう言うと、和恵は、手紙を取り出し、今日起こった不思議な話を夫にした。夫は、目を丸くしながら黙って聞いていた。

「まあ、仕事のことは俺にはよくわからないが、おおむね一致しているなあ。山登りも1人じゃできないし、すぐにもできない。こうやって道具を揃えて、準備して、あらゆるシミュレーションをして、頭も使うプロセスのスポーツだからな。目標管理制度もやることは違えど、考え方は同じなんだろうな」

「じゃあ、もし、上手くいかなかった時って、どう考えるの？」

「山登りは、自然が相手だ。そもそもすべて思った通りいくなんて考え方がおかしいんだよ。それは自然への冒瀆だな。うまくいかないからこそ、準備やシミュレーションが重要なんだ。そもそも、なんでも思い通りにうまくいくことなんてたいして面白くもなんともないだろ。何度も失敗しながらチャレンジするところに価値があるんだよ」

「それはそうだけど。でも、仕事は失敗できないじゃない？」

「失敗しない人間なんていないよ。それは山登りも仕事も一緒だと思うけどな」

そう言うと夫は、山登りの道具を片付けてお風呂に行った。和恵も着替えるために寝室へ向かった。


それから和恵は、目標管理制度について本を読んだり、研修会に出たりして自分なりに勉強していった。その内容は、目標は、高すぎず、低すぎず設定しなければならないことや、導入当初はできるだけ面談の機会を増やすことで制度が形骸化しないこと、目標には必ず数字を入れておいたほうが後でチェックしやすいことなどであった。

そして、ある研修会では講師が何度も「目標管理制度成功の秘訣は、継続です」と強調していた。確か、手紙にも同じようなことが書かれていた。

師長会での提案

年度末が迫った師長会。いつもの通り、特に意見が出ることもなく、重苦しい雰囲気の中、会議が進んでいく。そして、会議の終盤、和恵は看護師長たちに提案する。

「来年度から目標管理制度を導入したいと思います。まずは、看護部全体の目標と各部門の目標を合わせて、全体的にまとまった組織運営をしていきたいと思っています」

これに反発したのが地域包括ケア病棟の黒川だ。

「笠原部長、何でまとまる必要があるのですか？　別に他の看護師長たちとまとまらなくても私の仕事はできていると思いますけど」

いつもなら、ここで大事にならないように、「まあ、それもありますけど」というような言い方で逃げていた。しかし、和恵は、あの手紙をもらって以来、目標管理制度を勉強しながら、今、うちの看護部には目標管理制度が必要だと確信していた。そして、なんとしてでも来年度からはじめたいと思っていた。

「黒川師長のできている、できていないの判断は、あくまでも自己評価じゃないですか？」

珍しく和恵が言い返したので、他の看護師長たちが一斉に頭を上げる。

「いいえ、今まで何の問題もなくできていますから、誰がみてもできているんじゃないですか？　それとも笠原部長はできていないとでもお思いですか？」

黒川の表情が赤みを帯びている。

「だから、できている、できていないを明確にするためにも、きちんと目標を立てて、そこに数字を入れてやりましょうと言っているのです」

「えっ、数字も入れるのですか？　それってノルマじゃないですか！」

「違います。数字を入れるのはわかりやすいからです。数字がないと達成したかどうかわからないから数字を入れるのです。ノルマではありません」

何を言っても言い返してくる和恵に黒川の反論は行き詰っていた。

「じゃあ、他の看護師長さんたちはどうなんですか？　また、仕事が増えることに賛成なんですか？」

黒川が会議室を見渡し、同意を求める。しかし、もともとトラブルメーカーの黒川に同調する人はいない。会議室は何とも言えない雰囲気に覆われていた。

看護師長たちの反応

「特に、仕事が増えるとは思いませんけど。逆に目指す方向が明確になって仕事がしやすくなると思いますけど」

そう口火を切ったのは、訪問看護の看護師長だった。

「私たち訪問看護は、訪問件数とか加算算定率とかもともと明確に出ていますから。そんなに抵抗はないですよ」

他の看護師長たちも、「まあ、やってみましょうか」というような肯定的な態度だった。それを見て和恵はほっと胸をなでおろした。

「看護部全体の目標ですが、経営理念や看護部理念と照らし合わせて、いかに働きやすい職場を作るかということだと思っています。だから、目標としては、残業時間の削減、離職率の減少、有給休暇取得率向上を考えています。他には、業務標準化の推進や教育、収益増なんかも入れていきたいと思います」

看護師長たちは、おそらく自分たちが思っていたよりも目標の項目が多く、ざわつきはじめた。和恵は、それを無視して話を続けた。

「これらがすべて達成できるとは思っていません。でも、目標達成に向けてみんなで頑張ることが、良い職場を作ることにつながると思います。今までは、各部門の看護師長がバラバラでした。せっかく縁あって同じ職場で一緒に看護管理者をしているのに、お互いにいがみ合っているのって寂しいじゃないですか。無理かもしれない、難しいかもしれない、でも同じ目標に向かってみんなで頑張ったら、それはそれで楽しいと思いませんか？」

徐々に理解を示す看護師長たちが出てきた。和恵がこの病院に来て約2年。師長会がこんな前向きな雰囲気になるのは初めてだった。

そして、年度初めに向けて、師長会の議題は、年間目標の策定が中心となった。結局、看護部全体の目標は、❶残業時間の20％減少、❷離職率10％以下、❸有給休暇取得率20％、❹業務標準化率50％、❺院内研修参加率90％、❻看護に関する加算算定の見直しの6項目となり、それに準じて各部門も目標を立てていった。

目標管理制度スタート

4月のキックオフで和恵の念願だった目標管理制度がスタートした。師長会では毎月各部門が進捗を報告することと、2か月に1回は和恵と看護師長の1対1の面談を実施した。

もちろん、すべてが順調だったわけではない。有給休暇取得率や業務標準化のために残業時間が逆に増加したり、運悪く、急病や家族の転居に伴う急な退職もあった。今までも同じようなことがあったが、その時は、看護師長がすべて対応していた。目標管理制度を導入したことで、問題がなくなることはなかったが、看護師長が和恵に頻回に相談に来るようになった。また、部門間での人事異動も以前よりも看護師長同士が協力的に対応してくれるようなった。

しかし、地域包括ケア病棟の黒川看護師長の態度は頑なであった。面談も来ない日があったり、師長会での進捗報告も「忙しくてできていない」とあからさまに和恵の目標管理制度に非協力的な姿勢を貫いていた。しかし、和恵はあえて刺激せずに、見守っていた。

黒川の病棟で問題発生

地域包括ケア病棟で問題が発生した。なんと現場の看護師たちが反乱を起こしたのだ。他の部門では、看護師長が先頭に立ち、残業時間の短縮や有給休暇取得率向上を目指しているのに、自分たちの病棟では何も対策が行われておらず、黒川看護師長を変えてほしいと和恵に直談判しに来たのだ。しかも、これが地域包括ケア病棟看護師全員の総意とのことだ。

和恵は、黒川看護師長を呼び出し、直談判の件を伝えた。

「黒川さん、もう、あなたの抵抗も限界じゃない？」

「限界なんてありません。私は私が正しいと思っていることをやっているだけです」

「まあ、そうなんだけどね。でも現場の看護師全員にその正しいと思っていることが否定されているのよ」

「それは、勝手に言わせておけばいいと思います。仕事自体は順調に回っていますので」

看護部長ならここで、看護師全員に否定される看護師長は失格だとか、考え方が間違っているとか言うべきなのかもしれない。しかし、この時の和恵はちょっと違っていた。そして、自分でも意外な言葉が口をついた。

「私もそうだったのよ」

看護部長の告白

黒川は、「えっ？」という表情をして目を見開き、顔を少し前に出した。

「私も同じ。私は大学病院で看護師長をしていたから、その時のやり方でうちの病院でもできると思っていたのよね。でも、現実は、あなたも知っての通り、全くダメ。所詮、自分の価値観を他人に押しつけても誰もついてくるわけないのよね」

和恵の優しい口調に、黒川は少し戸惑っている。

「私ね、夫が山登りをするんだけど、山って自然のものだから、いくら準備して、シミュレーションしても、急に雨が降ったり、風が吹いたりして、結局、その通りにいくことなんてほとんどないんだって。でも、これって看護管理にも同じことが言えるのかなって。いろいろな人が集まって、難しい仕事をしている以上は、〝これが絶対正しい〟みたいなものってないんじゃないかな。確かに、目標としての〝登る山〟は決めておかないといけないんだけど、その途中でいろいろなことが起こるから、その時々で正しいことが変わると思うのよね」

「じゃあ、看護部長は私が間違っていると?」

「そうね。看護部全体が目標管理制度によって動いているのに、あなたはやろうとしない。そして、現場の看護師全員から反発されている現状を言えば、間違っているんでしょうね」

「じゃあ、私はどうすればいいのですか? 看護師長を辞めろということですか?」

「違うわよ。これは、簡単なことよ。雨が降ったら、雨具を着ればいいのよ。今のあなたは頑なにそれを拒み、ずぶ濡れになっているように見えるけど?」

「雨が降ったら雨具を着る……」

「そう。みんなで同じ山に登るのよ。そして、その時々で起こることは一緒に考えて乗り越えましょう」

黒川の態度が軟化していくのが手に取るようにわかる。黒川は黒川で考えながら看護管理をしていたのだろう。しかし、看護師全員から反発されたらもうどうしようもない。

その後、黒川は態度を改めて、和恵に協力するようになった。他の部門と同じように残業時間の短縮や有給休暇取得率向上の対策を行ったため、現場の看護師たちも納得し反発はなくなっていった。

年度末の師長会

年度末、師長会にて、年間目標の結果を発表した。結果は、❶残業時間5％減少、❷離職率9％、❸有給休暇取得率18％、❹業務標準化率10％、❺院内研修参加率74％、❻看護に関する加算算定の見直し：実施せず、となった。結果だけ見れば、何ひとつ目標達成しなかった。

しかし、和恵も他の看護師長たちも落胆する様子はなかった。むしろ、この1年間、継続的に取り組んで出た結果だったので、おおむね納得しつつも、やはり悔しい思いのほうが強かった。それは、一つずつ結果発表をしていくたびに一喜一憂する看護師長のリアクションからよくわかった。もちろん、和恵も看護師長たちと同じ気持ちだった。そして、来年度はもっと良い結果を出したいと心底思った。ふと夫の言葉を思い出した。

「何でも思い通りにうまくいくことなんて、たいして面白くもなんともないだろ。何度も失敗しながらチャレンジするところに価値があるんだよ」

確かにそうだ。これこそが目標管理制度の素晴らしいところなんだろう。

吉高、再び
「もう、問題は解決したようですね。笠原さん」

職員玄関の前に吉高が現れた。

「あっ、吉高さん。いやいや、逆に問題は山積みです」

「でも、その表情から、1年前よりもうまくいっていることはわかりますよ」

「あら、そうかしら」

1年前、吉高から手紙を渡された時とは全く違う温度でのやりとりが続く。

「今回、笠原さんが取り組まれた目標管理制度ですが、うちの雑誌でもよく特集しています。そして、面白いことにどの看護管理者の方も口を揃えて言われるのが、継続することに価値があるということです。このような制度って、直接看護業務にかかわらないのでどうしても後回しになってしまいがちですよね。でも、笠原さんは見事に1年間継続されました。素晴らしいと思います」

「あの手紙のおかげです。あの手紙をいただかなければ、どうなっていたか」

「それは良かった。でも、手紙はただのきっかけでしかありません。それを形にし、継続された笠原さんは大変素晴らしいと思います。しかし、まだはじまったばかりです。雑誌のインタビューでは多くの看護管理者の方が『目標管理制度が定着するには3年かかる』とおっしゃられています。もしかしたら、ゆっくりジワジワと進めていったほうがうまくいくのかもしれません。じゃあ、引き続き、頑張ってくださいね」

「吉高さん、ありがとうございました」

和恵は、吉高に深々と頭を下げた。

自宅にて

そして、お礼を言う人が、もう1人。

「ねえ、あなた。山登りって、そんなに楽しいの？」

「ああ、想像よりも過酷なんだけど、でも山頂からの景色は最高なんだよ」

「じゃあ、私も今度連れていってもらおうかしら」

「えっ？」

「あなたの山登りの知識が私の仕事に役立つとはね。ありがとう」

「えっ？　何の話だ？」

戸惑う夫をしり目に、和恵は寝室に向かった。

解説
目標管理制度のキモ

目標管理は、目標〝による〟管理

リーダーになれば、その組織の大きさに限らず、組織の目標が必要になります。それは、仕事は1人でするものではなく、複数人がかかわって行うため、この多様な人材を同じ方向に向けるためには、目印となる目標が必要となります。多くの看護部門でも目標管理制度（MBO：Management by Objectives）を導入していると思いますが「目標を忘れてしまう」「形骸化している」ということをよく聞きます。

目標管理の重要な考え方は、「目標〝を〟管理」するのではなく、「目標〝による〟管理」をすることです（図）。

例えば、「目標〝を〟管理」するということは、言い換えれば結果を管理するということで

図　「目標“を”管理」と「目標“による”管理」

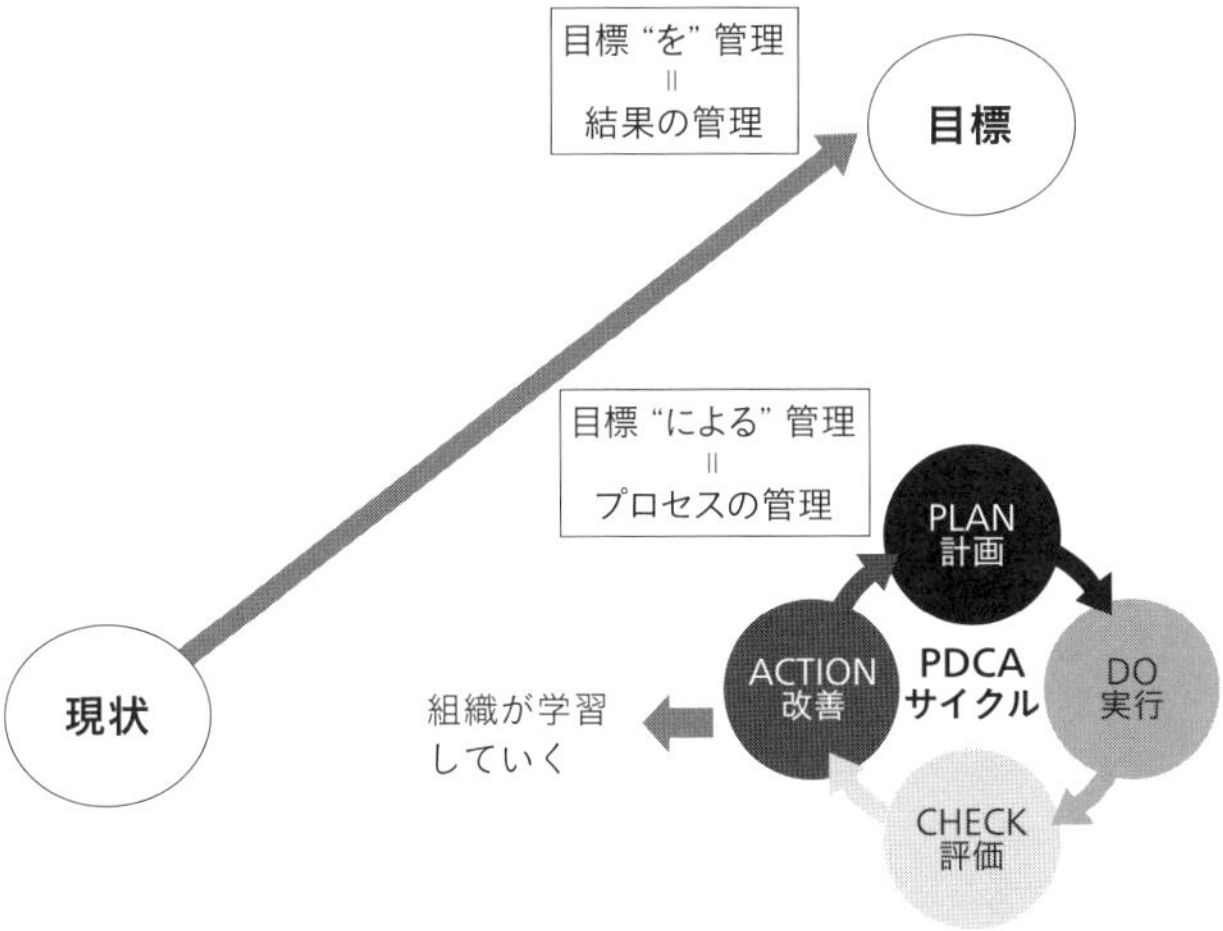

す。このような看護部門では年度初めに目標設定をして、年度末に総括をしています。しかし、その間は特に進捗管理はしておらず、放置したままです。これでは、目標達成どころではなく、目標すら忘れてしまうでしょう。一方、「目標〝による〟管理」は、言い換えれば、プロセスの管理です。個人や組織が目標に向かって進んでいるのか、何か阻害因子になっているものはないか、滞っているものはないかなど、目標に向かうプロセスを管理しています。つまり、目標管理においては、目標設定も重要ですが、それよりも重要なのは「目標〝による〟管理」、つまりプロセスの管理です。

PDCAサイクル

プロセスの管理で代表的なのはPDCAサイクルです。Plan（計画）→Do（実行）→Check（評価）→Action（改善）の４つの工程を回していくもので、これは医療業界だけではなく、あらゆる業界が品質管理のプロセスに使用しています。

この目標管理とPDCAサイクルを組み合わせるとどうなるでしょうか。最悪、「目標を忘れてしまう」「形骸化している」というようなことは防げます。つまり、PDCAサイクルのCheck（評価）を定期的にしておけばいいのです。さらに、目標管理のPDCAサイクルでもっとも重要なことは、「目標に対する実践の中で組織が学習していくこと」です。目標を決め、実際にDo（実行）する計画を決めたとします。そして、計画を進めていくと「これはあまり意味がないな」とか「もう少しこういうやり方のほうがいいな」「あっ、こういうのも取り入れるといいかも」と実践知が蓄積してきます。実は、目標管理のPDCAサイクルにおいて一番重要なのは、目標を達成することよりも、このような実践知を蓄積していくことです。

例えば、離職率を今より10％下げるという目標を掲げた時に、同時に「面談を増やす」「手当の見直し」「福利厚生の充実」「残業時間の短縮」などをDo（実行）項目としてあげたとしましょう。しかし、これらの何が効果的なのかはやってみないとわかりません。そして、一つずつ実践していくうちに、離職率を下げるのに効果的なのは「これだ」とわかるわけです。さらに、そのDo（実行）項目はすでに一度取り組んでいるため、二度目、三度目はさらに効率的かつ効果的に取り組めるようになるのです。

個人の目標管理

そして、組織の目標管理が徐々に形になってきたら、次は個人の目標管理です。組織の目標と個人の目標を統合し、個人の頑張りが組織の成果に結びつくように目標設定をしていきます。その後の、プロセス管理は組織も個人もまったく同じです。個人も目標に向けたPDCAの中で自分の強み、弱みを把握し、弱みを克服しながら目標に近づくことで、徐々に成長していくのです。

最後に、目標管理制度を成功させる最大の秘訣はPDCAサイクルを継続的に回し続けることです。目標管理制度がきちんと形になるまでには3年はかかると思っておいたほうがよいでしょう。しかし、一度、構築できれば、あとは、その制度が看護部門マネジメントの軸となるはずです。

業務マネジメント

▼マニュアルの作成方法とチェック体制の強化

第4話

看護師長　小林千春

戦場の朝

「ほらー、葵《あおい》！　早く食べなさい」

女性にとって朝は〝戦場〟だと言われるが、我が家も同じだ。娘の葵は今日も朝寝坊した。理由は簡単だ。昨日の夜も夜更かししたからだ。12歳の誕生日に買ってあげたスマートフォンで、夜遅くまで動画サイトを見ていたらしい。こうなることは、予測していたのだけれど、仕事で夜遅くなる日もあるし、そうでなくても勤務時間の不規則な看護師の仕事のしわ寄せは子どもにいってしまう。

葵は12歳だが、同じ年齢の子どもよりも随分、大人びて見える。葵は父親の記憶がない。それは、葵が2歳の時に夫と離婚して以来、ほとんど会っていないからだ。つまり、私はシングルマザーだ。今は、私の実家で3人暮らしをしている。父親はもう10年前に病気で亡くなっているので、母、私、娘の女ばかりの3世代同居となる。同時に、看護師の私は一家の大黒柱でもある。

このあと、娘を学校に送り出し、自分もすぐに出勤の準備をして7時45分には家を出る。家のことは、母親に任せっきりで、朝食の後片づけをしたのがいつなのか覚えていない。母親には申し訳ないが、生きていくためには、私が仕事を頑張るしかないのだ。

母親はいいとして、娘にはいつも申し訳ないと思っている。親の勝手で離婚して父親のいない生活を強いてしまっている。娘は「別にお父さんなんていらない」と私に気を遣っているが、本当は寂しいに違いない。私がもう少し傍にいてあげればいいのだが、仕事の都合でそうもいかないことが多い。だから、せめて誕生日くらいは好きなものを買ってあげようと、半年間懇願され続けていたスマートフォンを買ったのが間違いだった。一応、母親には、「あまりスマートフォンを触らせないで」と注文しているが、その時は「はい、はい」と返事をするだけで、一向に注意している気配はない。

看護師をしていると「資格があっていいですね」「高齢化社会で安泰ですね」なんて言われることも多いが、いくら資格があっても、一生安泰でも、子育ての大変さは、資格や業界に関係なく平等に訪れる。

「さっ、ごはん食べたら、顔を洗って」

時計を見ると7時28分。タイムリミットまであと17分だ。そして、7時35分に娘は小さな声で「行ってきます」と学校へ行った。

その後、私も母親に小さな声で「行ってきます」と慌ただしく家を出た。

40歳を前に看護師長に

小林千春《こばやしちはる》が勤務しているのは春日野《かすがの》病院だ。急性期から慢性期まで230床あるいわゆるケアミックス病院だ。千春は、病院附属の看護学校を卒業し、そのままその病院に就職した。そして、26歳の結婚を機に、この春日野病院へ転職した。27歳で子どもを出産し、29歳で離婚。離婚した時に、病院のような夜勤のある職場ではなく、日勤だけのクリニックへの転職も考えたが、春日野病院は比較的、勤務の融通も利くし、先輩シングルマザーからは「離婚と転職を同時にするのはストレスが高すぎるから絶対にやめたほうがいい」と止められて、そのまま勤務を続けることにした。

それから約10年が経過したころ、看護部長より看護師長にならないかと打診された。自分が看護師長になるとは思ってみなかったが、春日野病院で勤務して10年が経過し、40歳を前に、これから看護管理者の道を歩んでいくのも重要だと思った。もちろん、経済的な理由もあるが、女性として自立したキャリアを築いていく姿を娘にも見てもらいたいとの思いもあった。

看護師長として配属されたのは、回復期リハビリ病棟だった。この回復期リハビリ病棟は、昨年、一般病床だった病棟を病床機能変更したばかりだった。今までは、他の病棟の看護師長が兼任という形だったが、ここで千春が正式に看護師長として配置された形になる。

最初は、順調だと思っていた。それは、事あるごとに看護師たちが、

「師長さん、○○さんの家族が面談を希望されていますが」

「師長さん、□□先生の回診の時間が変更になるようです」

「師長さん、△△さんのカンファレンスってやったほうがいいですか？」

と、こんな調子で、看護師たちは千春に積極的にコミュニケーションをとってきたからだ。そして、千春も「この病棟の看護師は、〝報連相〟がよくできている」と思っていた。また、自分自身も看護師長として頼りにされているのだと思っていた。しかし、実態は徐々に明らかとなった。

看護師とのやりとり

先日、若い看護師とこんなやりとりがあった。

「師長さん、プリンターのインクがないんですけど」

「ないって私に言っても、インクは出てこないでしょ」

「どうしたら、いいですか？」

「どうしたらって、そりゃ、総務に言って注文してもらうしかないじゃないの」

「あーわかりました。でも、これ、今日、必要な書類なんですけど」

「師長さん、血圧計の調子が悪くて、壊れているみたいです」

「〝みたい〟じゃなくて壊れているんでしょ。それじゃ、正確な血圧がわからないでしょ。

他の血圧計で計って」

「いや、でも……」

「何、どうしたの？」

「他の血圧計といっても、もともと数が少ないもので。これ、なくなると困るんですよ」

こんなやりとりが日々続く。つまり、「〝報連相〟がよくできている」のではなく、何も自分たちでは考えず、判断せずに、ただ師長の指示通りに動けばいいと思っているのだろう。

確かに、1年間、前看護師長が他の病棟との兼務だったため、管理が手薄だったとは思うが、今までどうやっていたのか不思議なくらいだ。

連絡ミス続発

そんな中、今日も同じようなことが起こった。看護師長である千春が聞いていないにもかかわらず、急性期病棟から患者が転棟してきた。ちょうどカンファレンス室で他の患者の退院前のカンファレンスを行っていた時に、千春のＰＨＳが鳴り、そのことを知った。

千春は、慌ててナースステーションへ戻り、ちょうどその場にいた、橋本《はしもと》結花《ゆか》に尋ねる。結花は、経験年数こそまだ6年目だが、どちらかと言えば、学級委員長タイプで物事をハッキリと言う。千春がこの病棟の看護師長になる前は、影の看護師長として、この病棟を仕切っていたらしい。

「ねえ、誰か、入院患者さんのこと聞いていたの？」

「いや、私は聞いていませんけど」

「聞いていませんって、もう来てるじゃない」

「昨日の日勤者が申し送りを忘れていたんじゃないですか？」

「もう、早く受け入れ準備して！」

「あっ、はい……」


そんな時、再度、千春のＰＨＳが鳴った。

「えっ、あっ、はい。すぐに行きます」

こちらは、他院から予定入院される患者と家族が外来に来ているとのことで、早く迎えに来てほしいという連絡だ。

「橋本さん、あなた今日入院の新患の担当だったわよね。今、外来に来てるって。早く迎えに行ってちょうだい」

「えっ、でも、これから別の新患の受け入れ準備なんで、ちょっと無理です」

周りを見渡しても手があいている看護師はいない。

「あーもーわかった。私が行ってくるから、その患者さんお願いね」

そして、千春は息を切らせながら、バタバタと外来へ向かった。

おかげで、今日1日で、急性期病棟と外来の看護師長からは「何をやっているのか」とお叱りを受けるはめになった。別に自分が叱られるのは構わないけれど、自分たちの病棟のせいで、患者や他の部署に迷惑をかけるのは良くないと思った。千春は、夕方の申し送りでこのことはきちんと話しておくべきだと思った。

夕方の申し送り

「今日は、新患受け入れで、連絡ミスがありました」

看護師たちは、下を向いたまま、顔を上げようとしない。

「すみません。そのことで、よろしいでしょうか？」

声を上げたのは、先ほどナースステーションにいた結花だ。

「あの時、たまたまナースステーションにいただけで、私が怒られたのですが、納得いきません。そもそも、連絡ミスをしたのは、今日の日勤者じゃなくて、昨日の日勤者じゃないですか？」

他の看護師たちも結花に同調している表情だ。

「それは、そうなんですけど。連絡ミスというのは受け手にも問題があるので、注意しましょうと言っているのです」

「そんなことできないと思います。来てもない情報をどうキャッチしろって言うんですか！　責められるのは、私たちじゃなく、昨日の日勤者です」

千春は、結花の正論に言い返すことができなかった。確かに、今日のバタバタで興奮したまま、感情的に話してしまったのは事実だ。しかし、昨日の日勤者だけが悪いという発想が何とも当事者意識がない。しかし、ここで言い返せば、他の看護師も巻き込んで結花と言い争うだけになる。千春は、「これは病棟全体の問題として」とぼんやりとまとめて終わらせた。

明らかな看護師の変化

この日以来、看護師からの報連相が激減した。おそらく、千春に何か絡めば責任をとらされるとでも思っているのだろう。

そんな中、再び事件が起こる。ある患者の容態が急変した時だ。千春は真っ先に患者の元へ行き、たまたまその病室にいた新人看護師の有木《ありき》さくらに指示を出す。

「早く、先生呼んで来て！　あと、救急カートも」

一瞬、指示を受けたさくらの表情が曇ったが、今は、それどころではない。千春は、気道確保や血圧測定など必要な処置を行う。すぐに、先ほど指示を出したさくらが来た。

「先生は、すぐに来られるとのことです」

「うん、わかった。で、カートは？」

「あのー、それが、カートの車輪が壊れていて動かないんです……」

「えっ、どういうこと!?」

千春の額に冷や汗がにじむ。さくらもパニックで今にも泣きそうだ。

「じゃあ、他のカートに積み替えて、とりあえず、早く持ってきなさい！」

「あっ、はい」

その後、容態は安定し、事なきを得た。一通りの処置を終えて、ナースステーションに戻るとさくらが今にも泣きそうな表情で千春を待っていた。

ナースステーションでのやりとり

「師長さん、先ほどはすみませんでした」

そして、千春が口を開く前に別の方向から声がした。

「謝ることないわよ。だって、有木さん、たまたまその場にいただけでしょ。この前の私と同じよ」

振り返ると結花が腕組みをして立っていた。

「別に、有木さんがカートを壊したわけじゃないんだから、謝らなくてもいいわよ」

この言葉で、千春も負けずに言い返そうと決意した。今は、申し送りという場ではない。

むしろ、この場できちんとどうするべきかを指導するのが看護師長の役目だろう。

「何も私も有木さんが悪いとは言ってないでしょ」

「でも、有木さんを謝らせるような指示を出すのはおかしいと思います」

「だって、あの時は緊急事態でしょ。誰だって、そういう言い方になるでしょう」

すると結花の表情がくっと引き締まった。

「正直言って、師長さんがこの病棟に来てから、本当にやりにくくなりました」

千春は、思ってもみない結花の一言に面食らった。

「師長さんが来るまでは、みんな、それぞれ声を掛け合いながら、何とかやってきました。しかし、師長さんが来てからは、報連相すれば、『それは、自分で考えて』って言う時もあるし、逆に『勝手にしないで』と言う時もあるし、よくわかりません。これ、他の看護師もみんな言っています」

「みんな言っている」とは女子がよく使う脅し文句だ。これで、自分の正しさをアピールする。ただ、この場合の〝みんな〟とは、だいたい3人くらいだと何かの女性誌で読んだのを思い出した。そんな脅し文句には屈しない。女子としての経験値は、私のほうが上なのだ。

よって、千春は、余裕をみせるためにあえてゆっくりとしゃべった。

「それはね、ケースバイケースだからなの。あなたもそれくらいわかるでしょ？」

「そんなこと、わかりません」

結花はきっぱりと言い放った。

そして、結花はそのまま踵を返し、ナースステーションから出ていった。

帰宅すると

「葵、いい加減にしなさいよー」

いつものように1人で晩ごはんを食べながら、ソファーに寝そべってスマートフォンを見ている娘に注意を促す。もちろん、娘は無視だ。

「はー、なんでみんな、わかってくれないのかな」

千春は、ちょうどキッチンで洗い物をしていた母親の背中に向かって話しかける。

「さあね。お母さんには難しいことはわからないわよ」

「女同士って、いろいろ難しいのよね」

「そうなの？　あなた、男の人ともうまくいかないじゃないの。じゃあ、誰とだったらうまくいくのかしらね。それに家で仕事の話はやめてちょうだい。そんな話をするくらいだったら、葵ともっと話してあげて」

母親は、千春に嫌味たっぷりに言い返した。

もともと家庭重視の専業主婦だった母親は、千春の仕事の話をきちんと聞いてくれたことはない。「女は家庭で家事、育児をするものだ」と教育されている世代なので、外でバリバリと仕事をする千春とは価値観が違うようだ。

千春は、聞こえなかったふりをして、テーブルの上に置いてあった郵便物を物色した。その中に『月刊ナースリーダーシップ』があった。看護師長になってすぐに先輩看護師長から勧められて購読した。ただ、家に帰って優雅に読書をする時間はまったくなく、購読をはじめてからまだほとんど読んでいない。それどころか、ここ数か月は封すら開けていない状況だ。

しかし今日は、一連の出来事もあったためか、何となく封を開け、中をペラペラと流し読みした。すると、たまたま最後のほうのページに投書欄があり、看護管理に関して、困ったことがあればここに手紙を送り、回答してくれるようなことが書いてあった。千春は、たいして期待もしていないが、試しに投書してみようと、キッチン横のカウンターからパソコンを取り出し、手紙を書き出した。

はじめて投書します。私は、230床の中規模病院で看護師長をしています。現在、回復期リハビリ病棟の看護師長ですが、この病棟は私が配属されるまで1年間、他の看護師長が兼任だったため、ほぼ、管理者不在の状態でした。そこに私が配属され、管理を行うようになりましたが、どうも現場の看護師たちと合わないことが多くあります。私の印象では、みんな自分で考えて自分で行動するというような主体的な働き方ができず、責任感も乏しいと思います。そのうえ、主張することは主張してくるという感じです。

患者さんのことで指示を仰いでくるならわかりますが、プリンターのインクがないとか、血圧計の数が足りないとかの報告ばかりで、肝心の入院患者の情報や救急時の対応は、連絡ミスが多発しています。

せっかく看護師長になったので、良い病棟をつくっていきたいとは思いますが、どうもこのメンバーでは難しいような気がしてなりません。かと言って、人を入れ替えるわけにもいかず、今のメンバーでやっていくしかないのが現実です。

どうしたら、看護師が主体的に責任感をもって働いてくれるのでしょうか。教えてください。よろしくお願いいたします。

千春は、すぐにプリントアウトし、封筒に宛名を書くと、封をした。

3週間後

病棟は相変わらずの調子だ。特に2度も〝やり合った〟結花は明らかに千春を避けている。このままいくと辞めるとでも言いかねないだろう。まあ、それならそれで、また、新しい看護師が入ればいいことだ。帰り支度を整えながらそんなことを考えた。そして、職員玄関を出て車に向かおうとした時、声をかけられた。

「こんにちは。小林さん」

千春は声のほうを向き、顔を確認するが、見覚えはない。身長は高く、すらっとした体形で、顔も小顔だ。いわゆる〝イケメン〟だ。こんなイケメンが私に何の用事があるのだろうか。

「あっ、はい。どちら様ですか？」

するとそのイケメンは、名刺を差し出した。

「月刊ナースリーダーシップ　吉高涼介さん……」

「はい。この度は投書していただき、誠にありがとうございます」

「えっ、投書に何か問題でも……」

「いえいえ。問題はありません。実は、私共は、雑誌の出版だけではなく、看護管理者のお悩みの相談に乗ることもしております。あっ、雑誌は有料ですが、こちらは無料となりますのでご安心ください」

吉高は、流暢な口調で話を続ける。

「小林さんの投書に対しての回答を、私共のネットワークからベテランの看護管理者へお送りし、手紙でご回答いただいております。もちろん、小林さんのお名前は出さずに、匿名ですのでご安心ください。また、ご回答いただいた看護管理者の方も匿名となります」

「本当に無料なんですか？」

「はい。無料ですし、後で何か請求することも一切ありません。ただし、条件が一つだけあります」

吉高は、あえて真面目な顔をしたかと思いきや、すぐに笑顔に戻る。

「もし、この手紙がきっかけで小林さんの問題が解決できたら、うちの雑誌に出ていただきたいと思っているのですが。ただ、これは絶対ではなく、あくまでもお願いとしてです」

「あの雑誌に…私が出るのですか？　あれって、確か、成功している看護管理者が出るものじゃないですか。私なんて到底無理です」

吉高は、再び真面目な顔に戻った。

「確かに、皆さん最初はそう言われます。でも、どうでしょうか。生まれながらに優秀な看護師がいないのと同じで、皆さん、最初から優秀だった看護管理者だったわけではありません。それぞれ、いろいろな問題を抱えながら、それでもその問題から逃げずに、向き合った結果、成功している看護管理者になられているのです。そして、失礼ながら、成功している看護管理者にあって、小林さんにないものがあります。それは何だと思いますか？」

「私にないもの…それは、まあ、たくさんあると思いますけど……」

「いいえ、たくさんじゃありません。1つです」

「経験とか、能力とかですか？」

「違います」

看護管理者として千春に足りないもの

そう言うと吉高はさらに厳しい表情に変わり、こう告げた。

「〝覚悟〟です。あなたの投書を読ませていただき、正直、この手紙を小林さんに渡すべきかどうか悩みました。それは、あなたが、自分の病棟がうまくいかないことを部下である看護師に押しつけているようだったからです」

「それは、うちの看護師にはいろいろ問題があって……」

千春の言葉を遮るように、吉高は反論した。

「それも違います。問題は、小林さんの看護管理者としての覚悟のなさです。看護管理のマネジメント手法やリーダーシップに関しては、さまざまな方法が存在します。しかし、それを実践するのは、あくまでも看護管理者です。そして、看護師は、看護管理の手法についてくるわけではありません。現場を良くしよう、患者さんや働く看護師にとって少しでも良い病棟にしようという小林さんの覚悟に人はついてくるのです。つまり、どんなに優れた看護管理の方法をお伝えしたとしても、その覚悟のない人は、うまくいかないのです」

千春は、ここまで言われて正直、腹が立った。初対面の看護師でもない男に、いきなり「覚悟がない」なんて言われる筋合いはない。

「あなたに、そこまで言われる筋合いはありません」

千春はビシッと言い放った。しかし、それ以上に吉高も言い返す。

「いえ、あります。私は、小林さんの抱えている問題を解決しようと、投書を読み、回答者を探し、何度もやり取りをし、そして、わざわざ手紙をここまで手渡しに来ました。これが、私の覚悟だからです。少しでも小林さんのためになりたいと思う覚悟なんです。怒らせてしまうかもしれない、嫌われるかもしれない、でも、自分はどう思われても、小林さんが今の抱えている問題を解決していただきたい。私にはその一心しかありません」

看護管理者としての〝覚悟〟

「小林さんのためになりたいと思う覚悟なんです」という言葉は意外だった。そして、千春は、吉高の鬼気迫る話し方に、嘘がないと思った。そもそもこんな無料のサービスにここまで真剣に話しはしないだろう。手紙なら郵送ですむ話だ。彼はおそらく、私にこのことを伝えに来たのだろう。

確かに、思い返せば看護師長になってから、看護師たちには、自分が思うように変わってほしいと求めていたが、自分自身は何も変わろうとしていなかった。吉高の言う通りなのかもしれない。結局、私も看護師たちと同じ、主体性も責任感もなかったのだろう。まあ、これも何かの縁だ。

「わかりました。確かに、吉高さんの言う通りかもしれません。私には覚悟がなかったのかもしれません。看護師が誰も私についてこない現状が、そういうことなんでしょう」

「おわかりいただき、ありがとうございます。では、こちらの手紙をお渡しします。この手紙の内容を実践するかどうかは小林さんが決めてください」

吉高は笑顔に戻り、手紙を千春に渡した。

お困りの看護師長さんへ

あなたの投書を読ませていただきました。吉高さんから回答をお願いされた時、本当に私であなたの役に立てるかどうか不安でした。しかし、吉高さんからぜひ、私にと懇願されてこの手紙を書いています。おそらく、私が多くの病院の立ち上げの経験をもっているからだと思います。

まず前提として、どの看護現場も優秀な看護師だけでやっているわけではなく、いろいろな看護師が集まって現場をつくっています。組織の構成として、できる人が2割、普通の人が6割、そして、できない人が2割という「2：6：2」の法則というのがあります。これは、蜂や蟻の話で、人間ではどうかわからないけど、経験則で言えば、それに近いと思います。病院の立ち上げには、多くの看護師の採用が必要です。だから、みんな同じように面接試験をするのですが、実際、働いてみると2：6：2に分かれるのです。実際、できる人2割、普通の人が6割いれば、仕事は十分に回ります。

しかし、連絡ミスや事故が多い現場では、できる人2割はいるのに、普通の人6割が、5割や4割に減り、できない人が、3割、4割と増えているのです。つまり、これは、できない人が増えているのではなく、普通の人が減っているのです。

では、普通の人6割をどうキープするのかと言えば、単純に「普通を設定」するのです。「つまり、ここまでできていればオッケーですよ」という基準を設けるのです。そして、その基準をマニュアルで表現するのです。まずは、みんなが同じレベルで仕事ができるようにマニュアルを作って、それをみんなで実践します。

ここで気をつけてほしいことが2点あります。まず1点目は、必ず自分たちで手作りすることです。マニュアルが機能しない病院の話を聞くと、書籍の参考様式や他院のマニュアルをそのまま使っているケースが多いです。病院によって、環境も違えば、働く看護師の能力も違うはずです。だからこそ、自分たちでマニュアルを作成する必要があります。

そして、もう1点は「やってもいないことを書かない」ということです。先ほどの1点目にも通じることですが、あくまでも「今、どうやっているか」からはじめることです。業務マネジメントは、「文字ベース」で進めていきます。業務改善をする時にも、マニュアルを見ながら「今どうなっているか」、そして次に「どう改善するか」という順番になります。つまり、マニュアルがないということは、誰も「今どうなっているか」がわからない、もしくは、人によってとらえ方が異なるため、業務改善が前に進まないのです。

まずは、マニュアル作成（Plan）、次に実施（Do）、そして、見直し（Check）、最後に改善（Action）のPDCAを回していきます。これが、業務マネジメントの基本です。マニュアルを作り、普通を設定すること。次にPDCAサイクルを回しながら、普通のレベルを上げていくこと。これが、看護管理者の仕事です。時々、「マニュアルでは仕事がやりにくい」という看護師がいます。しかし、それは、マニュアルがあることが問題ではなく、マニュアルの中身や運用方法の問題なのです。そして、マニュアルには必ず定期的なチェックが必要です。それは、常に事実はマニュアルよりも先行するからです。不思議なもので、最初は同じやり方でやっていても、徐々に自分なりのやり方に変えてしまうのが人間というものです。人によってやり方が分かれるというのは、看護では非常にリスクです。定期的にマニュアル通りできているかチェックをしてください。そして、マニュアルよりも現場でのやり方が良ければ、マニュアルを変えればいいのです。業務改善は、チェックの段階で起こるのです。逆を言えば、チェックしないと業務改善はできないということになります。

最後に、マニュアルの限界について書きます。このようなＰＤＣＡサイクルによる業務マネジメントは、製造業ではごく当たり前に行われています。しかし、製造業と看護現場の違うところは、相手が〝物〟ではなく〝人〟だということです。人が人にサービスを提供する以上、すべてをマニュアル化することはできません。しかし、だからと言ってマニュアルがなければ業務マネジメントができません。よって、マニュアル作成の考え方は、「マニュアル化できるものは、すべてマニュアル化する」ということです。つまり、マニュアル化できないものもあることを知っておいてください。マニュアル化できないものの業務マネジメントは、次の段階です。まずは、マニュアル化できるものからはじめていってください。では、頑張ってくださいね。

千春が今まで考えていた看護管理の方法とは、まったく違っていた。

看護管理は、看護管理者が、良い悪いをその場で決め、指示を出し、時に指導を加えながら、業務のマネジメントをしていくものだとばかり思っていた。しかし、ここには「普通を設定する」「文字ベース」「チェック」など自分の知らないことがたくさん書かれていた。

そうか、今までの自分のやり方は、マニュアル化できない部分のやり方で、マニュアル化できるような仕事は、マニュアルを作って、指示がなくてもできるようにすればいいのだ。結局、今までの自分のやり方では、看護師は自分で動くことができず、判断基準ももたされてなかったことになる。だから、いちいち千春に指示を仰がなければならず、結果、これが、消極的で無責任に見えてしまう仕事のやり方を強いてしまっていたのだ。

マニュアル作り開始

千春は早速、マニュアル作りを開始することにして、病棟内でマニュアル作成委員会をつくった。メンバーは、新人、中堅、ベテランとバランスを考えた。こういう場合、よくベテランだけで進めてしまいがちだが、一番マニュアルが必要となる新人看護師でもわかる内容でないと意味がない。よって、中堅として結花、新人として、さくらがメンバーに入った。

そして千春は、業務の洗い出しからはじめることにした。

「では、これからマニュアルを作っていくのですが、その前に、今、この病棟で看護師が何の業務をしているかを洗い出していきたいと思います。そのうえで、マニュアルがすでにあるもの、新たに作成するもの、作成できないものに分けていきたいと思います」

業務の洗い出し

メンバーは、日勤、早出、遅出、夜勤などの業務を一つずつ付箋に書き出し、時系列に並べていった。また、1日の業務だけではなく、週に1回、月に1回のような業務も追加していった。

みんなもっと消極的に取り組むのかと思ったが、千春の予想を裏切り、かなり前向きに取り組んでいた。それは、看護師長の千春に対し「自分たちはこんなに仕事をしているんだ」というアピールでもあるだろうし、今後はこのマニュアルに沿って業務をすれば、大半の業務に関しては、いちいち千春に報連相しなくてもよくなるからだろう。

そして1時間後、業務の洗い出しは終わり、全体で確認することになった。メンバー全体で書き出された付箋を見ながら予想外の展開に驚いた。一番先に口を開いたのは、結花だ。

「これ、すごくないですか？　全部で300枚はありますよ。私たち、毎日、これをやっているんですよね」

他のメンバーも驚きを隠せない。確かにこうして文字にするといかに業務が多いかがわかる。これを1人で管理するなんてとんでもない。千春は、自分が管理できていると思っていたことが恥ずかしくなった。実際に、千春の知らない業務もあったくらいだ。

次に、重複している業務をメンバー全員で一つずつまとめていった。それでもまだ200近くの業務があった。今日は、これで時間切れとなった。

次回、これを「すでにマニュアルのあるもの」「新たに作成するもの」「作成できないもの」に分けることにした。委員会が終わり、結花が千春の元へ駆け寄ってきた。

結花とのやり取り

「師長さん、先日は、生意気なことを言ってすみませんでした。でも、こうやってマニュアル作りに取り組んでいただいているのは、私のためなんですよね?」

「確か、あの時、橋本さんは、『師長さんが来てからは、報連相すれば、〝それは、自分で考えて〟って言う時もあるし、逆に〝勝手にしないで〟と言う時もあるし、よくわかりません』って言ったじゃない? あれって、本当にその通りだと思ったのよね。今日のこの業務の洗い出しを見て、つくづく私は管理ができなかったと実感したわ」

結花の表情がパッと明るくなった。

「師長さん、今日の業務の洗い出しの結果を他の看護師にも共有したいと思います。みんな、一度は確認するようにしておきます。じゃあ、次回の委員会もよろしくお願いします」

マニュアル整備

そして、次回の委員会では、結花を中心に振り分けを行った。処置や検査などの直接的な看護業務はマニュアルがすでに整備されていたが、申し送り、新患受け入れ、カンファレンス、備品管理などの間接業務のマニュアルがほぼ整備されていないことが判明した。そこで、看護師を3人1組にグループ化して、担当業務を割り当てて、間接業務すべてのマニュアル化を行うことにした。

千春は、あの手紙の通り、業務改善が必要なら後で取り組むので、「やってもいないことを書かない」というのを徹底した。看護師たちは、間接業務の手順をどうやっているか一つずつ書き出していった。しかし、すでに3人でも手順が違うことが頻回にあった。しかも、みんな「自分と同じやり方でやっているだろう」と思い込んでいた。このような手順の違いがインシデントやアクシデントの原因になるのだ。そして3か月かけて、マニュアルが整備された。

マニュアルチェック

次に、このマニュアルのチェックだ。よくマニュアルが作りっぱなしになって形骸化してしまうことがある。実際に、すでに作成されていたマニュアルも病院や看護部全体のものは更新されているが、病棟独自のマニュアルに関しては、完全に放置されているものもたくさんあった。そして、これらのマニュアルを作成し、看護師全員で実践することとなった。

マニュアルを作成し、それを実践し、チェックして、問題があれば修正する。これを看護師全体で少しずつ進めていった。また、マニュアル化できないものに関しては、千春に報相することを徹底した。しかし、業務の8割方はマニュアル化できたので、以前のように千春がバタバタと動き回ることはほとんどなくなった。むしろ、千春のほうから看護師たちに、「何か困ったことはない？」と声をかけることが多くなったくらいだ。

看護師たちは、業務の中で何か問題が起こればマニュアルを取り出し、「手順のどこに問題があるか」を自主的に話し合うようになっていった。そして、ある程度改善案が決まれば、千春に決定の決済をもらいに来るという流れができあがってきた。

1年半が経過

ここまで、1年半がかかった。それは、あの手紙をもらい、吉高に「覚悟がない」と言われて1年半が経ったということでもある。振り返ると順調にマニュアルが整備され、ＰＤＣＡサイクルが根づいたようには見える。

しかし、それは俯瞰的に見た場合の話だ。川の流れも外から見るとゆるやかに流れているように見えるが、実際に入ってみると、川底では急流だったりするのと同じだ。マニュアル作りをはじめた当初「こんなものは意味がない」「作る時間がもったいない」と看護師から批判されたこともあった。また、せっかく作ったマニュアルを無視して業務をする看護師も1人や2人ではなかった。しかし、地道に少しずつ対策を進めてきた結果、1年半かけて、やっとこのやり方が定着してきた。

吉高との再会

「順調のようで何よりです」

帰り際、車に乗り込もうとする千春に声をかけてきたのは、吉高だ。

「あっ、吉高さん。ご無沙汰しております」

千春は車に乗り込むのをやめて、吉高のほうへ近づいた。

「私、あなたがあの時、なぜ、私に覚悟がないという話をしたのか、少しわかるようになりました」

「それは、嬉しいことです。何がおわかりになったか教えていただけますか？」

「はい。簡単に言えば、業務のやり方を変えるには、ある程度の時間がかかるということです。人は、どうしても〝慣れたやり方〟で業務をしようとします。それは、すでに無意識的にやっていて、習慣化しているのです。人の習慣を変えるのは思っているより大変なことなんです」

「そうですね。良いとわかっていても、変えられないのが人間というものです」

「あの手紙には、業務マニュアルやPDCAサイクルのことが書かれていましたが、あれくらい丁寧に地道に変えていかないと、習慣化された業務を変えることはできないということを言われていたと思います」

吉高は、千春の的を得た回答に深くうなずいた。

「その通りです。そして、何より難しいのは、〝心理的な抵抗〟ではなかったですか？」

「はい。大なり小なり抵抗はたくさんありました。もちろん、今も抵抗感のある看護師はいると思います。でも、どんなに抵抗があってもこの一連の業務マネジメントを定着させるためには、『これが最適なんだ』という私自身の覚悟をみんな見ているっていうことなんですよね？」

吉高は、あえて驚いた表情をみせた。

「いや、これは、1年半前の小林さんとは別人みたいですね。私の言葉をそこまでご理解いただいて、本当にお伝えした甲斐がありました。あのまま、怒られて追い返されたらどうしようかと思っていましたよ」

「実は、相当ムッとしたんですよ」

そう言うと2人で笑った。

家に帰ると

相変わらず葵は、ソファーに寝そべり、スマートフォンで動画を見ている。いつもなら、その姿を横目に、ダイニングで食事をとるのが日課だ。だから、いつもと同じように葵はスマートフォンを見たまま「おかえり」と小さな声で言った。ここまでは、いつも通りだった。

「葵、何見ているの？　お母さんにも教えて」

意外な展開に葵が驚く。

「えっ、どうしたの急に？　気持ち悪い」

「気持ち悪いはないでしょ。娘のしていることに興味をもつのは母親として当然でしょ」

葵は躊躇しながらも、画面を千春のほうに向けた。

「あっ、これ、最近、テレビでよく見る芸人さんよね」

「えっ、お母さん知っているの？」

「知っているわよ。結構、面白いわよね」

「うん。面白い。学校でも流行っているの」

葵はとびきりの笑顔を見せた。自分の好きな芸人を母親にも面白いと言ってもらえたことで、自分自身が認められたような気持ちになったのだろう。すると千春は、自分のスマートフォンを取り出して何やら検索しはじめた。

「あっ、葵、来月、この芸人さんのライブがあるけど、一緒にいかない？」

「行くーーーー！」

「よし！　じゃあ、決まりね。あとね、葵にお願いがあるの」

「えーなに、なに？」

「これからさあ、もう少し、2人の時間をとろうと思うんだけど、どう？」

「でも、お母さん忙しいから、そんな時間、無理でしょ」

「まあ、急には無理なんだけどね。でも、無理って言ったらいつまで経ってもできないと思って」

「じゃあ、どうするの？」

「例えば、会議のない木曜日は必ず早く帰ってくるから、そこは一緒に晩ごはんを食べる。葵は、その日は、スマートフォンを見る時間を短くするっていうのでどう？」

「うーん。いいけど。お母さんは大丈夫なの？」

「うん。仕事はね。お母さんがずっと職場にいなくても、みんな頑張ってくれるようになったから。今度はその時間を葵と一緒にいたいなあと思って」

「やったーーー」

葵は、スマートフォンを手放し、千春に抱きついてきた。大人だと思っていた葵だったが、まだまだ子どもで、抱きしめた時、その小ささが意外だった。

「寂しい思いをさせてごめんね」

無邪気な葵の笑顔とは反対に、千春の目からは涙がこぼれた。

解説

効率的な業務マネジメント

マニュアル作成の意義

リーダーの重要な仕事には、業務マネジメントがあります。看護部門の業務マネジメントには、処置や検査などの直接的業務と会議、書類などの間接的業務があります。これらすべての業務がいつ、誰が、どこで、どのように行っているかを把握し、その一つひとつの業務が効率的に行えるように、日々、業務改善をしていく必要があります。

そして、この業務改善の基本となるのがマニュアルです。マニュアルというと、作っても誰も見ない、役に立たないなどネガティブな意見が多く聞かれます。これは、マニュアルの問題ではなく、マニュアルの作成や運用方法の問題です。

まず、マニュアルは何のために作るのかということです。それは、全員ができるだけ同じ方法で業務を行えるようにするためです。対応する看護師によってやり方が変われば、患者は混乱するでしょうし、安全上のリスクも増していきます。よって、看護師全員が統一して、一番安全で効率的な方法で業務に当たれるようにするために作成します。

そして、もう1つは、業務改善のためです。例えば、リーダーがある業務を改善しようにも「今がどうなっているか」がわからなければ改善しようもありません。また、リーダーやメンバーが口頭だけで確認し、頭で覚えている状態というのも非常に不確実性の高い状態です。つまり、「文字になっ

図　マニュアル作成の手順

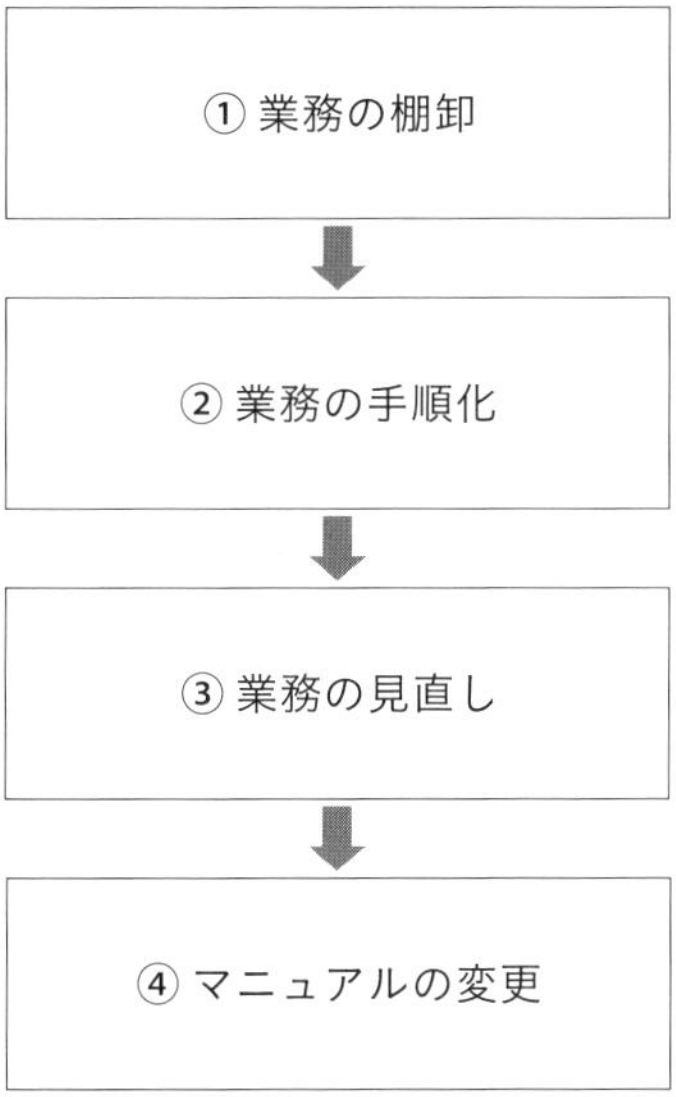

ていないものは変えようがない」のです。

マニュアル作成の手順

では、マニュアル作成はどのように進めるかというと、①業務の棚卸、②業務の手順化、③業務の見直し、④マニュアルの変更です（図）。

まず、①業務の棚卸ですが、今、自分たちが行っている業務をすべて書き出します。日勤業務や夜勤業務など1日の中で行っている業務や、週1回や月1回の業務などもすべてあげていきます。

次に、②業務の手順化です。①業務の棚卸であがった業務をすべて手順化していきます。どこまで詳細に手順化するかは、それぞれ違いますが、「全員が同じ方法で業務を行える」「あとで業務を改善する」という目的と照らし合わせて考えてもらえればいいと思います。

次に、③業務の見直しです。マニュアルを作成し、実際に業務をやっていくと徐々に効率化のための工夫が行われ、日が経つにつれてマニュアルとは違う手順になってきます。こうなった場合は、新たな手順を採択するかどうか話し合い、採択するのであれば、④マニュアルの変更となります。

この①〜④のプロセスであれば、看護現場とマニュアル作成が有機的に関連して動くので、マニュアルだけがあるという形骸化は防ぐことができます。

現場の看護師が作成する

さらに、マニュアルを看護現場に浸透させるためには、マニュアルを看護管理者が作るのではなく、現場で実際に業務を行っている看護師が作成するのが効果的です。マニュアルを作成することで、自分たちの仕事を見直すことができますし、「文字で表現する」ということは、指導者を育成するうえでも重要なことです。

あとは、マニュアルも一度作ったままで放置しないように、PDCAサイクルを回すようにしてくださいｌ。特に定期的なCheck（評価）は必要となります。現場の看護師がマニュアルに沿って同じように看護業務を行っているか、マニュアルと看護現場に乖離がないかなど、Check（評価）するようにしましょう。

新人教育のＯＪＴ

▼教育環境の整備と効果的な指導方法

第5話

プリセプター　大谷加奈子

吉高、手が止まる

珍しく吉高は頭を抱えていた。投書の仕分けはいつも決まった動きでルーティン化している。まず、左手で封筒を持ち上げ、右手のナイフで封を切る。そして、ナイフを置いて、右手で手紙を取り出すと、両手で手紙を持って読みはじめる。読み終えるとトリアージを行って、色別に分けられたボックスに入れる。その間、1通につき1分30秒。手紙の長さにかかわらず、時間はすべて同じだ。吉高の投書に対するトリアージはいつもこのように効率的かつ正確なのだ。だから、今日のように手が止まるのは滅多にあることではない。

「おっ、どうした珍しいな。吉高が悩むなんて」

たまたま、通りかかった『月刊ナースリーダーシップ』の編集長、藤井《ふじい》達雄《たつお》が声をかける。

「あっ、編集長。これ、どうしようかと思いまして。実は、新人教育担当のプリセプターからの投書なんですけど。彼女、看護管理者じゃなくて……」

「まあ、そうだな。一応、会社の規定では、投書への無料サービスは看護管理者限定だからなあ」

「そうなんです。でも、結構……」

そう言うと、吉高は藤井に投書を渡した。

担当者様

いつも、月刊ナースリーダーシップを楽しく読ませてもらっています。私は、看護管理者ではないのですが、今年の春に新人教育の担当になりました。今までは、後輩に少し教えたりすることがあった程度で、本格的に自分の知識や技術を誰かに教えたことはなかったのですが、今年は、特に新人看護師が多かったため、私も教育担当のプリセプターに任命されました。私としては、貴重な機会だと思いやる気満々でした。しかし、私が担当した新人看護師は、あまりやる気がなく、こちらが言ったことをまったく取り組もうとしません。それどころか、他の看護師に「教え方が悪い」と愚痴っているようです。「新人看護師のレベルが下がっている」とは聞いていましたが、ここまでとは思っていませんでした。

上司である看護主任や看護師長にも相談しましたが、「せっかく入った新人なので、辞めさせないように」と釘を刺されています。

やる気のない新人と責任逃れをする上司との間で、どうしたらいいか悩んでいます。正直、こんなことならプリセプターなんか引き受けなければよかったと後悔しているくらいです。私がプリセプターに向いていないのもあると思いますが、周囲の協力体制もない状態です。何か、お知恵をいただければと思います。よろしくお願いいたします。

「うーーん。これは、〝歯がゆい〟ものだな」

「そうですね。おそらく、このまま放置してしまえば、彼女は、おそらく……」

吉高が言葉を躊躇したと同時に藤井は鼻息まじりで、

「潰れる…だろ」

2人の間に冷たい、空気が流れる。


「ところで、〝あの件〟はどうなった？」

「いえ、まだ何も進展はないです」

「そうか。そろそろ警察に相談したほうがいいんじゃないか？」

「何か事情があるはずなんです。変に刺激して余計に出にくくなってはいけないので」

藤井は、再び大きく鼻息を漏らし、空気を変えるように手をパチンと叩いた。

「よし、わかった。じゃあ、この投書の件は、おれが社長に言っておいてやる。吉高が行きたいなら、行けよ」

「ありがとうございます」

看護一筋の20代

大谷加奈子《おおたにかなこ》は180床の松本病院《まつもと》に勤務している。加奈子は、その中でも医療療養病棟で病棟看護師として勤務し、看護師になって5年が経過した。医療療養病棟は、診療報酬改定のたびに重症患者の割合が引き上げられ、松本病院の患者層もそれに伴いかなり重症化した。また、軽症患者に対して、在宅復帰支援を行ったり、訪問看護と連携した看取りもここ数年で増加している。

加奈子は、看護師になって5年間、一生懸命に勉強してきた。特に、最初の3年間は、必ず月に1回は研修会に参加したり、何万円もする書籍を購入したりした。もちろん、お金もたくさんかかったが、看護師を一生の仕事にしようと覚悟していたので、これも投資だと割り切っていた。看護学校時代の同級生の中でも一番最初に学会発表デビューもしたし、研修会で知り合った講師の先生方からは「うちの大学院に入学してはどうか」とお誘いをいただいている。

このように「看護一筋」で20代を過ごしてきたわけだが、両親からは「結婚」のプレッシャーをかけられている。しかし、今の時代、早く結婚することだけが幸せではないし、加奈子の性格上、男性に頼って生きるよりも、自分もバリバリ仕事をしながら「良きパートナー」として過ごしていきたいと思っていた。

そんな加奈子にも彼氏ができた。吉本賢二《よしもとけんじ》という理学療法士だ。出会いは、たまたま女友達と2人でお酒を飲みに行った時に、テーブルが隣だったのがきっかけだ。小さなお店だったので否が応でも隣のテーブルの話が聞こえてくる。話の内容から医療系の人だということがわかり、さらに、どうやら勉強熱心なことが予測された。こちらも女2人、隣も男2人で、加奈子が化粧室に行こうと席を立った時、賢二にぶつかったのが会話のきっかけとなった。

交際は、順調に進んだ。職種は違えど、向上心のある賢二と一緒にいれば、自分も成長できると思ったし、今までの彼氏とは違い、自分の時間とお金を使ってでも勉強する加奈子を認めてくれていた。

馬が合わない2人

「じゃあ、友野さん。今日も私と一緒に行動してください。わからないことがあればいつでも聞いてもらっていいので、お願いします」

「はい……」

新人看護師の友野《ともの》美咲《みさき》は、小声で返事をした。4月に入職したが、プリセプターである加奈子とはどうも〝馬が合わない〟。一応、美咲なりに一生懸命やっているが、毎日、毎日ダメ出しをされ、徐々にやる気が失せてきている。先日美咲は、看護主任や看護師長へプリセプターを変えてほしいと遠回しにお願いしたが、「今は、慣れていないだけで、そのうち何とかなる」みたいな返事をされた。

加奈子と美咲の関係性が崩壊したのは、新人教育のＯＪＴがはじまってわずか２週間のことだった。いつもの終業前の振り返りの時間だった。

「友野さん、今日はどうでしたか？」

「どうでしたかって…言われても…はい。まあ、勉強になりました」

「何が勉強になりましたか？」

「うーん。何となく、１日の流れとかですかね」

プリセプター熱く語る

この２週間ずっとこの状態だ。特に自分から質問してくるわけでもなく、何かわからないことを調べてくるでもなく、こちらが質問すれば、曖昧な回答しかしない。加奈子は、このままでは美咲が成長しないと思い、この日は〝あえて〟厳しい口調で言った。

「友野さん、もう少し真剣に勉強したらどうなの？　このままだと、一人前の看護師になれないわよ。看護師っていうのは、資格を取ったところから本当の勉強がはじまるのよ」

美咲は、下を向いたまま黙っている。

「特に新人のうちは、まだ私のような先輩が教えてくれるからいいものの、だんだんそういう人もいなくなるんだから、今のうちなのよ。あなたにはわからないと思うけど、今が肝心だってことなの」

加奈子は、自分の新人時代を思い出しながら、熱く語った。プリセプターとして新人教育をするのは初めてだが、教育には、〝熱い思い〟と、時には〝厳しさ〟が必要だ。加奈子自身もそうやって先輩看護師から学んで今がある。しかし、美咲から出た言葉は、加奈子が予想していないものだった。

「それは、わかっていますけど、一気に覚えられるものでもないと思いますし、時間をかけて少しずつ教えてくれてもいいと思います。大谷さんは、すごく勉強されているのはわかりますけど、私、そんなに優秀じゃないし、そこまで優秀になろうとも思っていません」

加奈子は、一瞬、面食らったが、新人に「教え方が悪い」なんて言われる筋合いはない。

「別に、これはまだ初期の段階の話をしているのよ。友野さんの勉強の仕方だと、少しずつ教えてもやる気がみられないから、結果は同じだと思うわ。新人は、まず、早く仕事を覚えて、病棟の戦力になってもらわないと困るのよ」

「それは、わかっています。別に勉強しないとか、病棟の戦力になりたくないとか言っているわけじゃなくて、私は、次々と教えられてもそんなに早く覚えられないって言っているんです。それがダメって言われるのでしたら、私、看護師、辞めます」

加奈子は、怒りを通り越して、ため息をついた。「今の若い看護師はこれだから」と言いかけたが、それを言ってしまえば、自分が年だと言っているようなものになる。

「わかったわ。じゃあ、あなたの教え方をどうするか、看護主任や看護師長に相談するわ」

しかし、相談した結果は、「まあまあ」「辞めさせないで」の一辺倒で特にアドバイスも協力体制も得られない。結局、状況は何も変わらず、加奈子と美咲の関係性は冷え切ったままで、もちろん教育も進まない。一応、体裁だけは、「教えている」「教わっている」という形をとっているが、このまま何か月ＯＪＴを続けたところで、今の状況は変わらず、何の成果もでないだろう。

彼氏に愚痴る

自宅に帰って加奈子は、彼氏の賢二に電話をしていた。

「もう、ホント、頭きちゃうわよ」

「まあ、うちの病院の新人も同じようなものだぜ」

「でも、このまま何もできないで、どうするんだろうね」

「仕事してれば、勝手に知識や技術が身につくとでも思っているんだろうね」

「そうそう。そんなこと、あり得ないって」

「でもさあ、俺ら医療職って、自分では勉強してきたけど、〝教え方〟なんて習ってないじゃん」

「まあ、そうね。いまだに〝見て学べ〟的な感じはあるもんね」

「でも、今の新人は〝見てもない〟からね」

そう言うと、2人で笑った。そして、その後、1時間くらい今度のデートの計画を立てて電話を切った。そして、その後、たいして深く考えず、とりあえず聞いてみようというくらいの温度で、あの投書を書いたのだ。

ある日の帰り際の出来事

「お疲れ様です。大谷さん」

加奈子は帰り際、見たこともない男性に引き留められた。ビシッとスーツを着こなし、背筋を伸ばした姿から、間違いなくこの病院の職員ではないことがわかる。

「あのーどなたですか?」

「私は、こういう者です」

そういうと、吉高は名刺を出した。

「『月刊ナースリーダーシップ』、あっ、投書」

「はい。この度は、投書をしていただき、ありがとうございました。今日は、その件でお伺いしました」

「えっ、私の投書に何かありましたか?」

「いいえ。実は、私共は、雑誌の出版だけではなく、看護管理者のお悩み相談に乗ることもしております。あっ、雑誌は有料ですが、こちらは無料となりますのでご安心ください」

「そうなんですね。それで、その投書の答えを、その…吉高さんが……」

「いいえ。回答していただくのは、私共のネットワークから投書のご質問に適当だと思われる看護管理者の方へお願いしております。ただし、投書したのが大谷さんだとはわからないように匿名になっておりますし、ご回答いただく看護管理者の方も匿名です」

「へーそうなんですねー」

「ただし、今回は例外なんです」

「えっ、何がですか?」

「本当はこの手紙の無料サービスは、看護管理者に限定されています。しかし、大谷さんは看護管理者ではない」

「はい。じゃあ、ダメなんですか?」

教育はすべての業務に優先される

「いいえ。今回は、特別に会社にお願いして、手紙を渡しに来ました。それは、教育はすべての業務に優先されることだからです」

「あっ、はい。そうなんですね」

「そうです。まだ、大谷さんは看護管理者ではないので、イメージがつきにくいかもしれませんが、看護というのは、人が人にサービスを提供するため、看護の質＝看護師の質と言ってもいいでしょう。今後、大谷さんが看護管理者になった時に、部下に指導したり、指示を出したりするのもすべて教育がベースになります。ぜひ、今の状況から良くなっていただきたいと思い、今回は特別に手紙をお渡ししたいと思います」

「ありがとうございます」

「しかし、これを実践されるかどうかは大谷さん次第です。私としては、ぜひこの手紙の内容を実践していただき、今後、良い教育者、そして、良い看護管理者へと成長を遂げてほしいと願っています」

「でも、なんでそこまで、私に……」

「理由は2つあります。1つは、良い看護管理者となっていただいた折には、ぜひ、私共の雑誌に出ていただきたいからです。そして、もう1つは、個人的な理由です」

「個人的な理由……」

「はい。詳細は申し上げられませんが、教育や管理は、自分が看護師として優秀なだけでは務まらないのです。相手があってはじめて成立します。相手を成長させてこそ教育者というものです。これは看護管理者への第一歩と言っても過言ではありません。つまり、プレーヤーからリーダーになる過程において、良い教育者になるのはとても大切なことなのです。プレーヤーからリーダーに変わるというのは意外に大変なんです」

「プレーヤーからリーダーになると何が変わるのですか？」

プレーヤーからリーダーになった時に変わるもの

「いろいろ、変わりますが、一番変わるのは、〝風向き〟です」

「風向き……」

「そうです。今まではプレーヤーとして、他の看護師と同調し、足並み揃えていればよかったかもしれません。つまり、他の仲間や先輩の追い風のなかで、働いているわけです。しかし、看護管理者になれば、看護師に指示を出したり、教えたりしなくてはなりません。他の看護師と同じ方向ではなく、向き合わなければならなくなり、向かい風となります。この風向きの変化は、仕事もそうですが、気持ちの面でも切り替えるのは、かなり難しいのです。何よりも自分以外の看護師に成果を出させなければならず、それは相当なプレッシャーがかかるものです。場合によっては、これに耐えかねて看護管理者を辞めてしまうこともあります。実は、私の個人的な知り合いが、これが原因で看護師を続けられなくなりました。残念な話です」

「続けられなくなった……」

「プリセプターも同じです。新人看護師に向き合い、新人看護師が独り立ちするために指導しなくてはなりません。成果を出すのは自分ではなく、新人看護師です。大谷さんの投書でそれがうまくいっていないと書かれていました。ここで、相手に責任を押しつけるか、自ら解決できるプリセプターになるかで、大谷さんの将来が変わります。まず、その第一歩を正しく踏み出してほしくてこちらを持参しました」
そう言うと、吉高は手紙を差し出した。加奈子は、「今、読んでもいいですか？」と吉高に了解をとり封を開けた。

お困りのプリセプターさんへ

プリセプターさん、こんにちは。投書を読ませていただきました。初めてのプリセプターでいろいろと大変だと思います。私も初めてプリセプターをした時は、なかなか新人看護師に自分の思っていることが伝わらず、ヤキモキしたのを覚えています。それから何十人、いや何百人の看護師の指導をしてきました。その中での経験をお伝えします。

まず、「文字になっていないものは伝わらない」ということです。例えば、落語や三味線のような伝統芸能は、師匠と弟子が向かい合って口頭だけで指導します。確かにこれもいい教え方なのですが、問題は、「一人前になるまでに時間がかかる」ということです。人手不足の中小規模病院の病棟看護では、「早く一人前にする」ことが必要ですよね。このような時間のかかる方法は難しいでしょう。看護師をより効率的に一人前にしていくためには、文字で表現された「カリキュラム」と「教科書」を作ってあげないといけません。

「カリキュラム」とは、学校でいうところの「科目」です。新人教育で言えば、「業務項目」とも言えます。まず、教える側はどんな科目を教えることで新人看護師として一人前になるのか、教わるほうもその全体像をわかったうえでそれぞれの業務項目を学んでいきます。そのカリキュラムがないということは、その場その場で場当たり的に教わっているため、業務同士の関連や優先順位などがわかりにくくなり「何を教わっているのか」が理解できないのです。よって、まずは、新人教育のカリキュラムを作ってください。

そして次は「教科書」です。学校でも、科目にはそれぞれの教科書が必ずあります。新人教育も同じように一つひとつの業務項目の詳細を作成していきます。これは、マニュアルでも代替えできることもありますが、ない場合には、新たに作成する必要があります。

そして、カリキュラムとそれぞれの教科書を照らし合わせながら、「どこまでできているか」「どれができていないか」をお互いに確認し合いながら進めていきます。言い換えれば、カリキュラムと教科書は、「新人看護師として、ここまでできれば合格」というゴールを示しているのです。確かに、看護の仕事は、すべて文字にはできないのですが、文字にできることすらできない看護師が、それ以上のことはできないですよね。まずは、文字ベースの仕事を早くできるように教えていきます。その文字ベースの業務が徐々に早く、正確にできるようになるためには、ある程度繰り返し行う時間が必ず必要です。ここは焦らず、じっくりとできるようになるまで指導していきましょう。

次に教え方ですが、ここでのポイントは「気持ちは教えられない」ってことです。プリセプターは良かれと思い、「もっと頑張って」「もっとできる」「もっと真剣に」と言ってしまいがちです。もちろん、これは相手を思ってのことですが、これを聞いているほうは「人格否定」と捉えてしまうことがあるのです。例えば、子どもの時、自分は一生懸命に勉強しているのに、親から「もっと勉強しなさい」って言われて反発した人は多いと思います。それと同じです。残念ながら人の気持ちまで立ち入って教えることは逆効果です。気持ちは教えるものではなく、共有するものです。実際に、ある業務をやってみて「難しいと思ったか」「簡単だったたか」を聞いてあげてください。そして、「難しい」「できそうにない」など滞っている部分に関して、指導を加えてください。

そして、徐々にできるようになってきたら、教える先生から支えるコーチに変わっていきます。指示や指導中心のかかわりから、相手を援助するイメージです。最終的には、指示や援助がなくてもできるようにしてあげるのがプリセプターの役目です。

どこまで先生として指導するか、どこから援助に切り替えるか、そしてどこで最終的に手を離すのかの基準は、お互い話し合いながら進めていくのがいいでしょう。

最後に、「雪を以って井を埋める」という言葉があります。これは、井戸の中に雪を入れ、井戸を埋めようとしてもすぐに溶けてしまうため、何度も何度も粘り強く取り組むことだという意味です。教育は、すぐには成果が出ません。一度教えただけで、理解できる人間はいません。雪を以って井を埋めるような気持ちで何度も何度も粘り強く教えてください。あなたが立派なプリセプターになり、そして、将来、立派な看護管理者になることを楽しみにしております。

賢二との食事

「今日、こんな手紙もらっちゃって」

加奈子は、その日の夜、賢二と食事に行った。

「へーこれ、すごいね」

「うん。でも、ここに書いてあることとって、確かにって思うんだよね」

「まあね。俺たちの時代は、〝見て学べ〟〝技は盗め〟みたいな教育だったけど、今は違うんだろうね。実は、俺の病院でもリハビリ部でクリニカルラダーを作ろうって動きになっているんだよね」

「そうよね。今どき、ラダーは必要だよね」

「実際、俺や加奈子のように、〝勉強好き〟な人は、何もしなくても勝手に勉強するけど、そうじゃない人も結構いるからね。でも、そういう人もいて組織だったり、チームだったりするんだろうけどね」

「おー、賢二、結構、良いこと言うじゃん」

「〝結構〟は余計だよ」

賢二と話しながら、これは自分の病院だけの問題ではなく、別の病院や違う職種でも同じようなことが起こっているのだと思った。その問題を「今の新人はレベルが低い」などと新人看護師に押しつけるのは簡単だ。でも、賢二の言うように、新人看護師だって、同じ組織の同じチームメンバーなんだ。新人看護師の美咲を早く一人前にしてあげることは、美咲のためというより、組織やチーム全体にとって良いことなのだ。加奈子は自宅に戻り、もう一度手紙を読み直し、明日からやるべきことをメモに残した。

業務項目一覧で確認

まず、新人看護師が習得すべき業務項目を一覧にし、美咲とどこまで教育が進んでいるかを確認することにした。

「じゃあ、友野さん、これを見て、今、自分がどこまでできるかをチェックしてみて」

「あっ、はい」

そう言うと美咲は、加奈子が用意した業務項目を一つずつチェックしていった。

「あのーこれは、私、できているんでしょうか？　ちょっと判断つかないのですが」

「じゃあ、マニュアルをみて手順を確認してみましょう」

そう言うと、パソコンの画面にマニュアルを映し出し、2人で顔を揃えて確認した。加奈子が意外だったのは、美咲の反応だ。「あーこれならできていると思います」や「うーん、これはまだできてないですね」と真剣に取り組んでいたことだ。なかには「あーこれ自信ないです」と認めることもあった。

そして、チェックが終わると、業務項目の7割くらいはできていることに気づいた。加奈子は、今まで、できていないことのほうばかり気にして、美咲に指導していた。しかし、きちんとできている部分もあるので、それは褒めるなり認めるなりしなければ、誰だって嫌になるだろう。加奈子は、自分の指導方法を反省しつつ、残り3割の指導内容について美咲と話し合った。


「こう見てみると、友野さん、結構、できているわよね」

「はい。私も意外でした。こうして全体が見えると、あと、何をするべきかがわかりやすいです」

「それで、今までできているところでも、自信のないものはある？」

「えー、やっぱり注射はまだ緊張します。でも、患者様の前で緊張している姿を見せるわけにはいかないので、って思うと、もっと緊張してしまうんです」

こんな時は、「まあ、誰でも最初は緊張する」とか「そのうち慣れる」みたいなことを言ってしまいがちだ。しかし、あの手紙には「気持ちは教えるものではなく、共有するもの」と書いてあった。加奈子は、美咲の不安な気持ちをそのまま受け入れた。

「それ、わかる！　私も新人の時に本当に緊張したから。手の震えを隠すのに必死だったわ」

「え、大谷さんもそんな時期があったんですか？」

「そりゃ、そうよ。誰だって最初はみんな新人看護師なんだから」

「そっか。なんかちょっと安心したというか……」

「何が安心したの？」

「いや、大谷さんって、どこか完璧主義の看護師って感じで、私は話しにくい感じがしていました。でも、最近の大谷さんは、すごくわかりやすく教えてくださるようになって、本当に感謝しています」

「実は、私、プリセプターをするのが初めてで、ちょっと気合が入りすぎていたみたい。でも、〝あること〟がきっかけでちょっと変われたの」

「あること？」

「そう、まあ、簡単に言えば、教え方を教えてもらったってことかな。あっ、そんなことより、残りの業務項目を必ずクリアしましょうね」

「はい」

教育におけるキャッチボール

よく教育における教え方は、キャッチボールに例えられる。例えば、相手がまだ新人であれば、相手がボールを取れるように下からゆっくりとしたボールを投げてあげなければ、相手はキャッチできない。逆に、相手がすでに多くの経験をもっていれば、上から早いスピードでボールを投げても簡単にキャッチできるだろう。

つまり、教育は「相手に合わせてフォームを変える」ものなのだ。相手がわからないから、ボールまで変えてしまえば、教える内容自体もレベルが下がってしまう。だから、教える内容を変えるのではなく、こちら側のフォームを変えて、相手がボールを取りやすくしてあげるのだ。

さらに、加奈子は、業務項目一覧をチェックしていく中で、「できる」「できない」の○×方式だけではなく、それぞれの業務に対し、自信があるかどうかのチェックも同時に行った。それは、見た目にはできていても本人の自信がない状態であれば、当然、ミスが起きやすくなるためだ。逆に、すでにその業務は「できる」の状態で、さらに自信もあれば、もう、そんなに指導はいらなくなる。

そして徐々に美咲は業務項目をクリアしていき、あと一歩のところまできた。しかし、自信がないと言っていた注射に関しては、手順通り行えるものの、まだ自信がない状態が続いていた。しかし、あの手紙の通り、気持ちは教えられない。どうしたら、自信がもてるようになるのだろうか。加奈子は、賢二に電話をした。

自信がない業務の克服法

「あと、少しなのよね。でも、どうしても注射に自信がもてなくて」

「まあ、看護師は大変だよな。人の身体に針を刺すなんて。俺は恐ろしくてできないよ」

「逆に私から言えば、脳梗塞の重い患者さんを歩かせるなんてすごいと思うけど」

「実はさあ、俺が昨年、指導した新人理学療法士も自信がない控えめな子でさ。なかなか苦労したんだよね。でも、今では立派な戦力として働いてくれているよ」

「でも、自信って本人の気持ちじゃない？　あの手紙にも書いてあったけど、自信とかやる気とかそういった気持ちは教えられないって」

「まあ、その通りだろうな。俺も一度、失敗したからな。『もっとやれる』『もっとできる』って励ましてきたつもりなんだけど、結局、それがプレッシャーになったというか」

「うーん。そうなのよね。でも、どうしたらいいんだろうね」

「答えはわからないけど、俺の場合は、小さな成功体験を積ませることを意識したかな」

「小さな成功体験か」

「そう。確かに、新人教育全体のカリキュラムもあるけど、それぞれの業務にはそれぞれの手順があって、そこに得意、不得意があったりして。例えば、注射が自信がないというザックリしたものじゃなく、注射の手順のうち、どこに自信がないのかじゃないかな」

「あーなるほどね。もっと細かく聞いてみてもいいかもね」

「そう。あと、できているところは、きちんと褒める。これも自信につながるからさ」

「わかった、やってみる」


次の日、加奈子は美咲に、「注射の手順の中でどこに自信がないか」を聞いてみた。

「どこが……ちょっとわかりません」

「じゃあ、1回、私を患者様だと思って、シミュレーションしてみましょう」

加奈子が患者役になり、最初の手順から一つずつ進めていった。そして、

・駆血帯を巻き、針を刺す血管を決定する
・刺す部位を消毒する

というところで、「ここです！」と美咲が加奈子の顔を見た。

「本当にこの血管なのかどうか、自信がないんです」

「なるほど、わかったわ。この部分ね」

そこで、加奈子は、他の看護師にも手伝ってもらい、美咲が針を刺す血管を的確に決められるように、集中的に指導をした。繰り返し、繰り返しやっていくうちに、美咲は徐々にコツをつかんでいき、ほとんど間違えることがなくなった。実際に、加奈子が横について、美咲が患者に注射をする姿を見ても、他の看護師と何ら遜色なく、うまくできるようになった。もちろん、それにつれて美咲も徐々に自信がつき、ついに注射の項目も「自信あり」に変わった。

1年後

そして、ついにこの日がきた。加奈子が美咲のプリセプターとなって1年。美咲は、1年目の新人教育が終了した。他の病棟に配属されている新人看護師と比べ、美咲の急成長ぶりはすさまじく、看護部のなかでもちょっとした話題になっていた。また以前、相談に行った看護師長や看護主任からは、「やっぱり、プリセプターは大谷さんで良かった」などと一応、褒めてもらった。さらに、次に入ってくる新人看護師のプリセプターも加奈子が担当することになった。

「うまくいって何よりでした」

職員玄関を出たところで声をかけてきたのは、1年前に手紙を届けにきた吉高だった。

「あっ、吉高さん。その節は、ありがとうございました」

「いいえ、私は手紙を届けただけです」

「でも、あの手紙がなかったら、おそらく新人看護師とは喧嘩別れだったと思います」

「確かに、実際、プリセプターと新人看護師が喧嘩別れみたいになることも聞きますが、大谷さんがそうならなくて良かったです」

「あの時は、文字ベースで教えるとか、気持ちは教えられないとか、粘り強く教えるとかイメージがまったくできなかったのですが、1年間プリセプターをやってみて身に染みるようにわかりました」

「それは、良かったです」

「あと、吉高さんの言われていた〝風向きが変わる〟っていうのも何となくわかりました」

「それは、どのようにわかりましたか？」

「吉高さんは、追い風から向かい風になるって言われていましたが、私は、そうは思いませんでした。追い風は、追い風なんです。でも、今度は、追い風を受けるのではなく、自分で風を起こすほうなんだと思います。面と向き合って知っていることを押しつけるのではなく、相手ができるように後ろから風を送ってあげるんです」

「なるほど、私の説明は間違っていましたね。それは、失礼しました」

「あっ、いえ、そういうつもりで言ったんじゃなくて。すみません」

「あははーはっきり言っていただいてありがとうございます。教育やリーダーシップは実践が大切ですから。私のような部外者よりプレーヤーである大谷さんがそう思われるのなら、それが正解ですよ」

加奈子からの報告

「それともう1つご報告がありまして」

「あれ、何でしょうか？」

「実は、結婚することになったんです。私の恋人も同じ医療系の職種でプリセプターをしています。あの手紙をもらってから、教育についていろいろ話をするようになりました。そして、話を進めていくうちに、子育ても同じじゃないかって思えるようになったんです。子どもが自分のやりたいことやなりたい夢に向かって追い風を送ってあげられたらって思うようになって。それは彼も同じ意見でした。じゃあ、結婚しようかって話になって」

「教育したいから、結婚するなんて、大谷さんらしくて良いですね」

そう言うと、2人で笑った。そして、加奈子は、表情を切り替えた。

「吉高さん、本当にありがとうございました。あの手紙が私の人生にとってかけがえのないものとなりました。確か、吉高さんの会社のルールでは、手紙は看護管理者だけに渡すルールでしたのに、感謝しています。私は、これから看護管理者を目指して勉強します。また、機会があれば取材に来てください」

「こちらこそ、本当にありがとうございます。ぜひ、素晴らしい看護管理者になられることを楽しみにしております。大谷さんには貴重なアドバイスをいただきました。『風向きが変わるんじゃなくて、自ら追い風を起こす側に回る』。これは、実践者じゃないとわからないことですよね。私もまだまだです」

「吉高さん、頑張ってください！　私、吉高さんを応援しています」

「ありがとうございます。さすが、プリセプターさんだ。励ますのが上手い」

ふと見上げると桜の木には小さな蕾がつきはじめている。この桜が咲くころには、また新人看護師がこの病院にも入ってくる。

終わることのない教育の連鎖が、今までの看護の歴史を築いてきた。それは、このような一つひとつの看護現場における教育の連鎖によって、歴史は確実につくられてきたのだ。

だからこそ、「教育はすべての業務に優先する」。今までの歴史を築いてきたのと同じく、これからの未来をつくるのも、また教育なのだ。

新人教育の手法

一人前の設定

毎年新人が入ってくる度に「今年の新人はレベルが低い」という声を聞きます。では、その「レベル」とはいったい何を指すのでしょうか。知識なのか技術なのか、それとも社会性の部分を指しているのでしょうか。

まず、新人教育をするうえで必要なのは、抽象的にレベルが高い、低いということではなく、「この業務ができればうちでは一人前ですよ」という「一人前の設定」です。実際に行われている看護業務の中で、どれを、どれくらいできればいいのかを設定します。当然、新人ですから、いきなりそんなに高いレベルのことはできませんし、スキルを身につけるまでにある程度経験を積み重ねて、時間

図　一人前のラインを設定

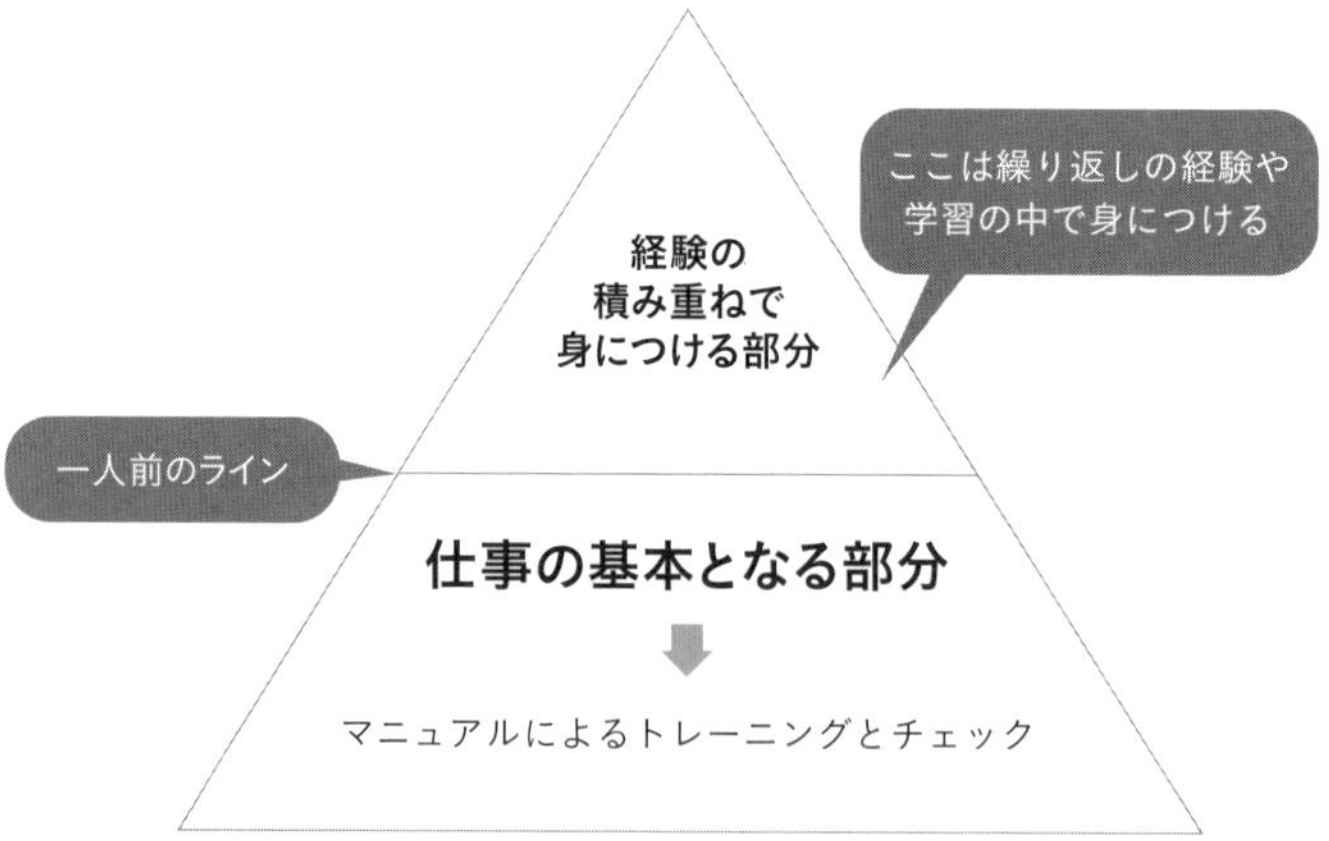

を要するものもあると思います。まずはマニュアルに書かれてあるような基本的なスキルを繰り返し経験し、学習の中で身につけていきます。いきなり経験の積み重ねによって身につく〝匠の技〟から教えても、身につけるのは難しいでしょう。まずは、「○○病院の看護師としてここまでできれば一人前」という新人教育のゴールを設定してください（図）。

チェック表の作成

次に、教える順番を月別に、1か月目に教える看護業務、2か月目に教える看護業務と振り分けていき、その進捗チェック表を作成します。また、それぞれ指導する看護業務には指導するためのマニュアルを整備していきます。そして、このマニュアルがある意味「教科書」となり、マニュアルに沿って指導をしていくことで、「人によって教える内容が違う」ということが防止できます（マニュアルの作成方法は第4話の解説を参照）。さらに、1つの看護業務を大まかに「できる・できない」とするよりも、マニュアルの手順を確認しながら、手順ごとに「できる・できない」とチェックすれば、より具体的に指導が可能になります。

新人教育が失敗する例の多くは、このような教育ツールや教育プロセスが不明瞭で、「プリセプター任せ」になっていることです。そのプリセプターも一生懸命、口頭で教えているのですが、口頭で業務を教えるというのは情報量が多すぎて一度では理解できないでしょう。新人看護師も一生懸命に忘れないようにメモをとっていますが、そのメモが本当に正しいかどうかは怪しいものです。このような不確実性の高い方法で教育するよりも、あらかじめ教える項目、内容を準備しておき、それに伴って教育すればより効率的ではないでしょうか。新人教育は確かにプリセプターが中心となり指導していくわけですが、プリセプターだけが指導するわけではなく、看護管理者は、きちんと指導ができるような環境を整備することが重要です。

気持ちの教え方

また、業務を教えるというのは言い換えれば「行動を教える」ということですが、難しいのは、やる気や根気、モチベーションなどの「気持ちを教える」ということです。結論から言えば、気持ちを教えることはできません。指導の中で「もっと頑張って」「もっと気合を入れて」など、指導する側は良かれと思って励ます意味で使っていても、それを受け取る相手は、人格否定と捉えてしまうことがあります。

まず、ある業務を実際にやってもらって、次に「やってみてどうだったか」という気持ちを聞いてみてください。難しいと思ったのか、簡単だと思ったのかで、同じ「できている」でも、その後の業務への取り組み方は大きく変わります。逆に、何も業務をしていない時に「難しいと思うか」「理解できているか」など聞いても相手にプレッシャーを与えるだけで、その声かけ自体には何の効果もありません。

そして、新人教育の進捗に合わせ、徐々に指導は、指示型から援助型へ、そして最終的には委任型へと移行していきます。これは、ハーシー（Hersey P）とブランチャード（Blanchard KH）がまとめたSL理論（Situational Leadership）で、相手の発達度に合わせたリーダーシップ・スタイルの変更を提示しています。

モチベーション理論

▼達成感と自己成長が感じられる職場づくり

第6話

看護主任　佐藤かおる

診察室にて

「失礼します」

かおるは、診察室のドアをノックし、椅子に腰かけた。結果は聞くまでもなく、すでに医師は硬い表情をしている。

「うーん、今回もちょっと厳しいかもしれませんね」

医師から手渡された血液検査の用紙には妊娠の継続率を示すｈＣＧ値は、基準値よりもはるかに低かった。医師は、前回と同じように

「じゃあ、また、今後については、ご主人と相談なさってください」

「はい…ありがとうございました……」

佐藤《さとう》かおるは、結婚してもなかなか子宝に恵まれず、32歳の時に不妊治療をすることにした。検査をしてみたが、特に自分も夫も何か妊娠に悪い影響をもたらすような病気は見つからなかった。しかし、その後、タイミング法を何度試しても妊娠には至らず、徐々に人工受精、そして、体外受精と進んできた。体外受精の胚盤胞移植は、今回で3回目だ。これで今のところ採卵から体外受精した受精卵はすべて移植済となり、再度、体外受精をする場合、また採卵からはじめなければならない。

体外受精には、大きく分けて採卵、受精、移植という3つプロセスを踏む。また、その中

でも、アンタゴニスト法、アゴニスト法、ロング法、ショート法などさまざまなアプローチがあり、その都度、夫婦で勉強しながら、医師と相談し選択していく。

受精は、クリニック側で採卵後すぐに行うので、特にこちらがすることは少ない。しかし、採卵と移植に関しては、排卵○日目、生理○日目のようにきめ細かなスケジュールで、診察、検査、投薬などがある。当たり前だが、排卵も生理も自分ではコントロールできないので、当日、排卵や生理がわかり次第、急きょ、クリニックへ行ってから、自分の勤務先の病院へ出勤するため、遅刻、場合によっては休みを強いられる。

妊活の現実

一応、上司の看護師長には不妊治療のことは伝えているが、どこまで理解してもらっているかわからないし、看護師長以外には「ちょっと持病があって」程度に濁している。妊活というのは、一見、聞こえはいいが、現実的には、勤務先や家族に対して、常に周りに〝ものすごく〟気を遣いながら進めていかないといけないのだ。よくニュースで、我が子に手をかける殺人事件をみると、どうしてこんな親には子どもができて、私にはできないのだろうかと怒りのような感情すら覚える。

そして、今回も半年間かけて準備してきた胚盤胞移植も妊娠には至らず、今までの努力が報われることはなかった。再度、採卵からとなると、また、半年、1年の不妊治療中心の生活がはじまる。

佐藤かおるは看護大学を卒業後、大学病院、急性期病院を経て、今の明和《めいわ》病院へ結婚を機に29歳の時に転職してきた。明和病院は、80床の小規模病院であるが、地域包括ケア病棟と緩和ケア病棟を有しているため、比較的重症な患者が多い。かおるは、その中でも緩和ケア病棟で働いている。

看護主任への打診

不妊治療をはじめて3年が経過した。病棟看護師がかおるの不妊治療のことをどこまで知っているのかわからないが、みんな文句の1つも言わず、協力してくれていた。しかし、1年、2年と経過するにしたがい、「妊娠」という結果が出ない反面、ただ周りに迷惑をかけているだけの状況が自分自身で苦しくなってきた。

そして、3年が経過しようとしていた時、これ以上、迷惑をかけるのも申し訳ないと思い、このまま不妊治療を続けるために退職しようか、もしくは、もう妊娠は諦めようかと悩んでいた時に、看護師長から看護主任にならないかと打診された。もちろん看護師長は、かおるの状況もわかっていたが、今の看護主任が急きょ退職しなければならず、「次の看護主任候補はあなたしかいない」と伝えられた。看護主任が務まるかどうかわからないし、何より、今まで病棟看護師に迷惑をかけてきたという後ろめたさもあり、夫に相談することにした。

自宅にて

「ねえ、裕樹《ゆうき》。私、看護主任にならないかって師長に言われたんだよね」

「へーそうなの。おめでとう」

夫の裕樹は、医療機器のメーカーに勤めるサラリーマンだ。かおるが28歳の時にお食事会という名目の合コンで知り合った。年齢はかおるより1つ年上で、落ち着いた性格だった。当時、急性期病院の激務の中にいたかおるにとっては、逆に裕樹のような落ち着いた性格の男性にひかれた。看護師相手の合コンでは、「仕事はきついの？」とか「給料高いんでしょ？」みたいな質問が多いが、裕樹は「好きな食べ物は？」とか「テレビ見ます？」みたいな癒し系の質問が多く、極めつけは「好きな動物は何ですか？」という小学生みたいな質問に笑いを堪えきれず、飲んでいたお酒を吹き出してしまった。そして、そのお詫びのメールをしたところから毎日やりとりするようになり、自然な流れで結婚した。

だた、結婚してから思うようになったのだが、確かに癒し系はいいけれども、頼りない一面も多く、今日のような会話をしてもイマイチ要点がつかめないところがある。

「いや、おめでとうじゃなくて、これからどうしようかと思って」

「どうしようって何を？」

「仕事とか子どもとか」

「あーそうか。不妊治療しながら看護主任するって、難しいの？」

「まだ看護主任をやったことがないからわからないけど、たぶん、難しいと思うよ。裕樹はどう思う？」

そう言うと、裕樹は黙り込んで何か考えごとをしていた。その姿を見て、かおるの頭の中には、何で読んだか聞いたか忘れたが、「夫が妻からの相談で真剣に考えている姿を見せる時は、それはただの〝考えていますよアピール〟で、真剣に考えているのではなく、〝何も考えていない〟か、もしくは〝他のことを考えて〟時間を潰しているだけだ」という話を思い出した。もちろん、裕樹から出た言葉は、かおるの予想通りだった。

「俺にはちょっとわからないな」

「えっ、わからないってどういうこと？」

「まあ、仕事のことは、かおるのことだから、俺がどうこう言える立場じゃないし、子どものこともかおるの身体もあるから、俺が口出しする立場にないというか……」

「そんなことわかっているわよ。それを踏まえて、どう思うかと聞いているの！」

「うーん。そうだなー、考えておくよ」

「今、考えてなかったのかよ」と言い返そうと思ったが、これまでの経験上、これ以上のやり取りは、終始感情論で終わり、生産的な話し合いにはならない。結局、最後は、裕樹が謝ることで収束するのだが、結論は、かおるが決めることになるというパターンだ。よくある「今晩、何を食べるか」みたいな些細な話ならいいが、今回は、仕事と子どもの相談だ。このような人生において重要な結論は、2人で出すべきだ。かおるは、「ちゃんと考えておいてね」と強めに念を押してこの場を収めた。

看護主任就任

結局かおるは、裕樹の返事を待たずに、看護主任を受け入れることにした。今まで迷惑をかけてきたという後ろめたさもあるが、それ以外にも、もし子どもができなかった時、看護管理者を経験しておくのは、キャリア上とても価値のあることだと思ったからだ。ただ、不妊治療をいつでも再開できるように、看護師長には、今まで通り不妊治療を続けることはお願いし、了承してもらった。

看護師長からは、もっと看護師たちがモチベーション高く、明るく仕事ができるようにしてほしいとお願いされた。特に緩和ケア病棟は、患者や家族とのコミュニケーションが非常に難しく、絶えず気を張っていないといけない。また、徐々に悪化していく患者をみたり、患者の死に直面することで、看護師としての自分の無力感や虚無感によってバーンアウトを経験し、離職してしまうこともある。実際に、かおるの病棟も他の病棟に比べると離職率が高く、看護師長をはじめ、病院幹部も絶えずそのことを気にしていた。明和病院のような小規模病院は、在宅医療が中心で、もちろん、その中には「看取り」の機能も含まれる。特に地域包括ケア病棟と緩和ケア病棟をもつ明和病院ではどちらの病棟でも看取りを行っているが、どうしても緩和ケア病棟のほうが患者の年齢が若く、場合によっては、かおるより年下の場合もある。国の政策や明和病院の方針が緩和ケアの患者も含めて「在宅での看取り」というのはわかるが、現場の看護師たちは、絶えず「死」というものに向き合う。しかも、救急医療とは違い、ある程度、人間関係ができた中での患者の「死」を多く経験するのだ。

患者の死に臨む

かおるも緩和ケア病棟に配属された当初は、「患者には感情移入してはいけない」と思っていたが、看護師も人間だ。そんな鉄壁の心で患者の死に臨むことはできない。悲しいことは、看護師だろうが、何だろうが悲しいのだ。そして、誰にも見られない場所で何度涙を流したかわからない。しかし、多くの患者や家族、そして同僚たちに支えられながら、徐々に、緩和ケア病棟の看護師としての仕事の奥深さや存在意義を見出していった。そして、仕事での「死」と向き合うことと同時に、不妊治療での経験が合わさり、「命の尊さ」を肌で実感できるようになった。子どもを授かることは当たり前なのではなく、「偶然」の積み重ねであり、「奇跡」なのだと。よって、どのような命であれ、それがどのような形で生まれ、そして、終わるのであれ、それはそれで、価値のあることなのだと思えるようになった。

一方で、残念ながらかおるのような境地には至らず、緩和ケア病棟を去る看護師も多いことは事実だ。ここは、自分が何とかして離職を防止し、今までの流れを断ち切りたいと思った。

編集長・藤井達雄の思い

月刊ナースリーダーシップ編集長の藤井達雄《ふじいたつお》は、3年前のことを思い出していた。うちのような小さな出版社に来るような人材ではないエリートが、一般公募の求人でエントリーしてきた。日本では誰もが知っている有名大学を卒業し、そのままアメリカの大学院へ進学。専門は宇宙工学で、この大学院からは何名も世界的な宇宙事業の国家機関や会社へ就職している。宇宙工学の世界ではエリート中のエリートだ。でも、なんでそんな優秀な若者が、うちのような出版社に来るのだろうか。

「吉高涼介と申します。今は、アメリカで宇宙工学を学んでいます」

面接に現れた若者は想像通りのエリートという感じだった。身なりも、散々、遊んできた大学生が、就職活動用に急きょ量販店で買ってきたリクルートスーツ姿とは違い、様になっていた。藤井は、どうせ何かの興味本位か嫌がらせの類だろうと思い、あれこれ遠回しに詮索するのはやめて、単刀直入に質問をした。

「なぜ、君のようなエリートがうちの面接を受けているのかな。君の専門は宇宙工学だ。この出版社は、医療、介護の専門雑誌を扱っていて、しかも、そのなかでもマイナーな出版社だ。何で、うちなんだ？」

吉高の告白

吉高と名乗ったエリート学生は、この質問に何の動揺もせずに、驚くことを口にした。

「姉が、失踪したからです」

藤井は、ずれたメガネを人差し指で上げながら、吉高の顔を見た。彼は、今、何を言ったのだ。

「こんな私情で、御社の就職試験を受けるのは失礼だとわかっています。これに関しては、大変、申し訳ないと思っています」

藤井は、これがアメリカでエリート街道を歩んでいる者のプレゼンテーションなのかと思った。そもそも、採用面接の冒頭で「姉が失踪」だの、「申し訳ない」だの聞いたことがない。でも、彼には、人をひきつける何かがある。藤井は、その正体がわかるまで、彼の話を聞こうと思った。「続けて」と吉高に合図を送る。

「私の姉は看護師です。そして、1か月ほど前に急に失踪しました。いろいろと調べてみましたが、3か月前に姉は看護主任になったようです。職場の方の話では、看護管理者のプレッシャーに耐えられなくなったとか、人間関係で問題があったとか言っていました。でも、どれも確証を得るものではありませんでした。そもそも、姉はプレッシャーや人間関係で自分の仕事を放棄するような無責任な人間じゃありません」

「警察は何と？」

「警察には届けていません。姉なりの理由があって姿を消したのだと思います。変に事を大きくしたほうが、姉が帰って来にくくなるのではないかと思い、警察へ届け出をするのをやめました」

「両親は何と？」

「両親はいません。父は10年前に、母は3年前に他界しました。なので、家族は、私と姉の2人だけです」

「そっ、そうなのか……」

吉高の志望動機

藤井は、これが採用面接であることを忘れそうになっていた。このいかにも優秀なエリート学生の姉が失踪中という嘘のような話を自分が聞いている。もともと、サスペンス小説の編集希望だった藤井にとっては、大好物な話なのだ。このまま、彼の話を最後まで聞いて、本でも書けば面白くなると不謹慎ながら考えた。しかし、今は、〝採用面接〟だと思い出した。

「それで、何でうちを希望したのかね？」

「はい。姉が失踪しなければならなかった看護管理者は、どれほど大変なのかを知るためです。他の方法でも知ることはできると思いますが、御社の『月刊ナースリーダーシップ』のインタビューはリアリティにあふれています。通常、このような雑誌は、編集者によって、雑誌の〝カラー〟にストーリーが塗り替えられるものです。しかし、御社の雑誌はそれがない。このリアリティの中に身を置くことで、少しでも姉の気持ちがわかるかもしれないと思っています。このような志望動機は身勝手だとは承知しています。しかし、私自身も御社の面接を受けるうえで嘘偽りなく、私自身のリアリティをお話しさせていただいた次第です」

　藤井は持っていたペンで頭をかいた。そして、ふーっとため息をついた。

「わかった。合格だ」

「えっ、いいんですか？」

「そうだ。じゃあ、俺も本当のことを言おう。君以外には誰も応募がなかったんだよ」

かおるからの手紙

「編集長、今度は、この案件に向かいます。どうやら、最近、看護管理者になった方のようです」

ふと気づくと、藤井の目の前に吉高が立っていた。藤井は、そのまま吉高から手紙を渡された。

担当者様

私は、つい最近、看護管理者になりました。緩和ケア病棟の看護主任という立場です。緩和ケア病棟は他の病棟と比べて特に看護師のモチベーション管理が難しく、私の勤務する緩和ケア病棟でも、バーンアウトして辞めていく看護師が後を絶ちません。辞めていく看護師たちを非難する気持ちはないのですが、もっとやりがいと誇りをもって、働けるようにするにはどうしたらいいかと考えています。

私は看護主任の立場なので、給与を上げたり、休みを増やしたりすることはできません。私のできることは、看護師たちの話を聞き、励まし、時には一緒に悩んであげることだと思っています。しかし、これでは「場当たり的」な感じがしますし、「その場しのぎ」のような気がしてなりません。おそらく、前の看護主任も同じことを考えて対策をしていたようですが、それでみんなのモチベーションが上がったり、離職が減ったということはなかったように思います。

何か、私にできる取り組みがありましたら、ご教示いただければ幸いです。

かおるは、不妊治療を一時ストップして、仕事に専念することにした。裕樹とも話し合ったが、「かおるの好きなようにするのが一番だ」みたいな意見でこれも予想通りだった。いずれにしれも、これで仕事だけに専念できるので、かおるの頑張る方向は決まった。考えられるできるだけのことはしようと積極的に看護師たちに話しかけたり、相談に乗ったりした。また、仕事以外でも、仕事終わりにお酒を飲みに行ったり、ＳＮＳでやりとりをしていた。かおるとしてはそれなりに充実した毎日だった。そんな時、ある事件が起こる。

病棟での事件

「納得いきません！　どうしてですか！」

目を充血させ、怒りに震えてかおるの元にやってきたのは、南野奈緒美《みなみのなおみ》だ。

「どうしたの？　何があったの？」

「私の担当の庄野《しょうの》さん、明日退院で決まったって聞きました」

「そうね。痛みもかなり治まってきたし、主治医の先生の判断で、退院して在宅医療でフォローすることになったのよ」

「それは聞きました。でも、庄野さん1人暮らしですし、ずっとこの病院にいたいと言っていました。患者さんの意見は通らないってことですか？　やっぱり、主治医が全部決めるってことなんですか？」

「まあ、庄野さんの気持ちもわからないでもないけど、緩和ケア病棟は、患者さんの希望だけでずっと入院できる病棟じゃないのよ」

「それは、わかっていますけど、庄野さんの気持ちが軽視されているような気がします。私たち看護師も、入院中は庄野さんに寄り添ってきたじゃないですか！　何で最後の最後で〝病棟のルール〟が優先されるのですか？　納得いきません」

「でもね、こればかりは仕方がないのよ」

　かおるは、自分が言っていることはその場限りの責任逃れだと思った。言っていることは、奈緒美のほうが正しい。しかし、組織というのは誰か1人の正しさだけで動くものではない。

「私、ガッカリしました。主任は、前の主任よりも私たちのことをもっと考えてくれていると思っていました。それが結局、仕事につながらないなら、ただの機嫌とりでしかないってことじゃないですか」

ただの機嫌とり

「ただの機嫌とり」と言われてムッとしたが、それは図星だった。何とか看護師のモチベーションを上げようと、コミュニケーションをとっていただけで、特に仕事は何も変わっていない。むしろ、そこには触れず、何とか今の形のままで、みんながもっとモチベーションを高めてくれないかと思っていた。しかしこれは、都合のいい話しだ。じゃあ、いったい何をすればいいのか。

吉高との出会い

「どうもこんにちは、佐藤かおるさん」

病院の門を出たところで男性に声をかけられた。顔をまじまじと見たが、まったく見覚えのない知らない人だ。

「私は、こういう者です」

そう言うと、吉高は名刺を出した。名刺には、「月刊ナースリーダーシップ　編集部　吉高涼介」と書いてある。

「あっ、あの雑誌の」

「はい。この度は、投書をしていただき、ありがとうございました。今日は、その件でお伺いしました」

「で、何のご用ですか？」

「実は、私共は、雑誌の出版だけではなく、看護管理者のお悩み相談に乗ることもしております。あっ、雑誌は有料ですが、こちらは無料となりますのでご安心ください」

「本当に無料なんですか？　あとで、お金を請求されることもないのですか？」

「はい。ありませんのでご安心ください。佐藤さんの投書への回答していただくのは、私共のネットワークから投書のご質問に適当だと思われる看護管理者の方へお願いしております。ただし、投書したのが佐藤さんだとはわからないように匿名になっておりますし、ご回答いただく看護管理者の方も匿名です」

そう言うと、吉高は手紙を差し出した。

「ここに書かれてあることを実践されるかどうかは、佐藤さん次第です。しかし、おそらく今の佐藤さんの考え方では、他の看護師の皆さんのモチベーションを上げるのは難しいと思います」

「何で、そんなことがわかるのですか？」

「これでも、たくさんの看護管理者の方にお会いしていますので、何となくの勘です。具体的な方法は、その手紙に書かれていると思いますよ」

「ありがとうございます。じゃあ、また家で読んでみます」

かおるは手紙をもらい、自宅に戻った。そして、手紙を開けた。

お困りの看護主任さんへ

あなたの投書を読ませていただきました。緩和ケア病棟とは、大変な病棟で看護管理者になりましたね。でも、身体だけではなく、心のケアもできるという点では、看護師の力が十分に発揮できる病棟だと思います。しかし、その分、看護師の心のケアもしなければ、バーンアウトや離職が高まってしまうという看護管理の難しい一面もあると思います。

モチベーションですが、有名なのは、「マズローの5段階欲求」です。おそらく、心理学で学んだと思いますが、人間の欲求には5段階あって、一番下が「生理的欲求」で、一番上は「自己実現の欲求」というものです。そして、一般的に言われるモチベーションが「自己実現の欲求」です。しかし、現実的には、看護師全員が自己実現の欲求をもっている場合は少なく、もう1つ下の「自我の欲求」も大切だと思います。個人として自己実現を果たすよりも、みんなから認められたり、頼られたりすることで、モチベーションが上がったり、それ自体がモチベーションとなる場合です。

そして、もう1つ、有名なのはハーズバーグが提唱した二要因論です。不満を示す要因を衛生要因といって、これには、「組織の方針」「給与」「対人関係」などがあり、一方、満足を示す要因を動機づけ要因といって、これには、「達成感」「承認」「自己成長」などがあります。この2つを比べてみればわかる通り、衛生要因は、主に「職場の環境や処遇」、動機づけ要因は「本人の気持ち」ということになります。

マズローも、ハーズバーグも共通しているのは、仕事の中での自己実現や自我欲求が満たされていると感じているか、仕事で達成感、承認、自己成長を感じとれているかということです。もっと言えば、看護管理者がここを意識して、看護管理を行っているかどうかで、モチベーションの高い看護部になるかどうかが決まります。

例えば、モチベーションを上げる代表的な手法に、Good&Newというものがあります。これは、毎日の朝礼で24時間以内にあった「良かったこと」「嬉しかったこと」「新しい発見」などポジティブな出来事を1分程度で発表するというものです。人の記憶は、どうしてもネガティブなものが残りやすいため、放置してしまうとどんどんネガティブ記憶だけが蓄積し、ある日突然、バーンアウトしてしまうのです。そうならないためにも、ポジティブな記憶を毎日きちんと整理しておくことが必要でしょう。また、Good&Newでは、発言の内容は批判せず、全員が拍手と笑顔をもって受け入れるというルールがあります。これはルールなのですが、続けていくと、ルールを意識しなくても自然とチームから笑顔と拍手が起こるようになります。また、これは「自分はこのチームに受け入れられている」「自分が必要とされている」というモチベーションが上がるきっかけになります。

もちろん、Good&Newではなくても、日々の会話の中でこのような話をしたり、また、それを受け入れたり、共有したりしていくうちに、モチベーションの高い職場がつくられます。しかし、ただモチベーションの高い職場って気持ち悪いですよね。やはり、仕事なので、達成感や自己成長が感じられるような仕組みがあるかどうかも重要です。目標管理や教育システムもその1つですが、もっと簡単なことで言えば「振り返り」だと思います。上手くいった時は、みんなで「上手くいって良かったね」と共有することや、逆に上手くいかなかった時に「次は、こうしよう」とアイデアを出していくことです。特に緩和ケア病棟では、痛みの治療に関しては、ある程度医学的な「正解」が存在すると思いますが、心のケアに関しては、人それぞれで、正解がありません。よって、正解がないからこそ、みんなで話し合いながら、正解ではなく「最適解」を見つけていくことが大切なんだと思います。

私のアドバイスが役に立ったかどうかわかりませんが、あなたの病棟の看護師がモチベーション高く、素晴らしい緩和ケアを実践されることを心から願っております。

かおるは、この手紙を読んで、自分の考えが浅かったと反省した。モチベーションを、「やる気」「明るさ」「楽しさ」という抽象的なイメージでしか捉えられていなかった。しかし手紙には、自己実現や自我の欲求、達成感や承認、自己成長だと具体的に書いてあった。かおるが今日、看護師の奈緒美に「ただの機嫌とり」と言われたのは、この部分が欠けていたからだろう。やみくもにコミュニケーションをとっていくのではなく、一つひとつの出来事を振り返り、共有し、次はどうするかみんなで考えていく。これが、正解のない緩和ケア病棟での看護のプロセスであり、このプロセスのなかでモチベーションを上げていくことが重要なんだ。

看護師長への提案

かおるは早速、看護師長にデスケースカンファレンスを開催してはどうかと提案した。デスケースカンファレンスとは、亡くなった患者のケアプロセスを振り返りながら、そのプロセスの中で、感じたことや納得いかずジレンマに陥っていることなどを話し合い、今後のケアの新たな視点や手法を検討するために行うものだ。普段のケースカンファレンスでは、あくまでも患者の状態把握や治療方針の決定がメインになるため、このような「看護師の気持ち」を話し合う機会はない。患者の死に直面し、「もっとできることがあったのではないか」と自分で自分を責めてしまう場合や、奈緒美のように納得がいかないまま仕事を続けていると、当然だがネガティブな思考が蓄積していく。よって、今この病棟に必要なのは、デスケースカンファレンスなんだとかおるは看護師長に説明し、了承を得た。

それから、かおるはデスケースカンファレンスの文献を読んだり、研修に行ったりして開催方法を勉強した。半年ほど勉強すると徐々にやり方がわかってきたので、ついに本格的に始動することとなった。

デスケースカンファレンスの開催

今日は、第1回目のデスケースカンファレンス。司会は看護主任のかおるが務める。メンバーは、医師、看護師長、看護師の合計10名。まずは、かおるの挨拶からはじまる。

「皆さん、お忙しいところお集まりいただき、ありがとうございます。今日からデスケースカンファレンスを開催していきます。まず、この1週間で看取りを行った方を読み上げて、黙禱を捧げたいと思います」

かおるは、この1週間で看取った患者の名前を読み上げて黙禱の号令を発した。

「では、次に医師より治療の経過について説明していただきます」

医師の説明が一通り終わり、本題に入る。

「次に、滝井《たきい》さんのケースについて、皆さんが考えたこと、感じたことなどあれば、挙手をお願いします」

初めてのことなので、最初はみんな、どうしていいか躊躇していたが、徐々に意見が出るようになった。その中で、以前かおるに「ただの機嫌とり」と言い放った南野奈緒美の一言で議論が一気に進む。

緩和ケア病棟の看護師の思い

「これを言っていいのかどうかわからないのですが、滝井さんは、『最後に一度でいいから、ラーメンが食べたい』と言われていました。もちろん、すでにラーメンが食べられる状態ではないのはわかっていますが、私たち看護師が管理栄養士や言語聴覚士と協力して、何とかできたのではないかと思います」

主治医が口を開く。

「確かに、本当にラーメンを食べなくても、それに似たようなものなら可能だったかもしれないね」

「結局、緩和ケア病棟では、『患者さんの心のケアや寄り添う看護』とか言いながら、まだ、うちの病棟は痛みの緩和をしているだけのような気がします。もっと、患者さんのためにできることがあると思います」

すかさず看護師長がコメントする。

「でもね、南野さん。全員の患者さんの思いを叶えてあげることはできないし、それに、看護業務だけで手一杯じゃない。どうやって、その人と時間を作り出すかが問題なのよね」

「それは、わかっています。でも、このままでいいとは思っていません。せっかく、縁あって緩和ケア病棟で働いているのに、こちらの人が足りないから、時間がないからという理由で、患者さんの最期を無機質なものにしてしまうことに罪悪感があるんです」

かおるは、この言葉で胸が熱くなった。奈緒美は確かに、自分にも看護師長にも遠慮なく発言するため、扱いづらいところがある。しかし、奈緒美の言っていることは、決して間違いではない。彼女の思いを少しでも実現させてあげることが看護主任としての役割だと思った。

「師長、私からもお願いです。確かに師長の言われる通り、全員には無理かもしれません。でも、やる価値は十分にあると思います。現場のやりくりは何とかしますから、一つずつでもはじめてみるのはいかがでしょうか」

看護師長の判断

全員の視線が看護師長に集まる。

「いや、私は反対しているわけじゃないのよ。現実的に可能かどうかという話をしただけで、佐藤主任がやるっていうのであれば、やりましょう。確か、208号室の山野《やまの》さん、バラ園に行きたいって言われてなかった？」

看護師長は、奈緒美に質問する。

「はい、山野さんは私の担当なので。確かに、市内のバラ園に行きたいって言われていました。山野さんは、ずっと自分の家のお庭でバラを育てていたようです。家の中にも絶えず生花を飾っていて、『お花に囲まれて最期を迎えるのが夢なのよ』って言われていました」

「じゃあ、何とか山野さんがバラ園に行けるようにみんなで協力していきましょう」

デスケースカンファレンスは、当初の進行予定とは大きくずれたが、十分に価値のある時間だった。カンファレンスが終わった後、奈緒美がかおるに近づいてきた。

「主任さん、ありがとうございました。こういうカンファレンスをやりたかったです。私たちが患者さんにやりたいことがあっても、話す場がなくて、結局、他の看護師同士で愚痴を言い合うしかなかったので。これから、1人でも多くの患者さんの最期をより良いものにしていきたいと思います」

「バラ園プロジェクト」始動

それから奈緒美を中心に山野さんの「バラ園プロジェクト」は進んでいった。ソーシャルワーカーが介護タクシーや同行ボランティアの手配をしたり、管理栄養士が家族へ食事のアドバイスをしたり、理学療法士が介護タクシーの運転手や同行ボランティアへ介助方法の指導をしたりと着々と準備は進んでいった。

かおる自身も奈緒美を積極的にサポートしながら、バラ園プロジェクトを絶対に成功させたいと思っていた。もちろん、山野さんのためでもあるが、このプロジェクトが成功することで、他の患者や看護師からも「もっと、これをやりたい」という意見が出てくるのではないかと思ったからだ。患者と看護師、双方が声をあげながら協力し合う病棟なんて、素晴らしいとしか言いようがない。そのためにも、この第一歩を何としてでも成功させたいと思っていた。


しかし、バラ園プロジェクト決行の3日前に、山野さんの容態が急変し、そのまま亡くなった。

再びデスケースカンファレンス

週に1度のデスケースカンファレンスが開催された。司会のかおるがいつものように、お亡くなりになった方の名前を読み上げて、黙禱を捧げる。もちろん、その中には、山野さんの名前もあった。

「じゃあ、山野さんに関しては、南野さんから意見をいただきたいと思います」

「まず、今回のバラ園プロジェクトにご協力いただきまして、本当にありがとうございました」

奈緒美は、深々と頭を下げた。そこにいた誰もが、奈緒美の気持ちを考えると胸が押しつけられるような気持だった。その空気を察知した看護師長が声をかける。

「残念だったわね、あと少しだったのに」

もちろん、看護師長以外もみんな同じ気持ちだった。

「はい。確かに残念でした。でも、これが無駄だったとは思いません。お亡くなりになった後、娘さんから『母が大好きなお花のことを考えながら、前向きな気持ちで亡くなったのが救いでした。母らしい最期でした。この病院の皆さんに看てもらって本当に良かった』と言っていただきました……」

奈緒美の目から涙がこぼれた。かおるはそっと隣に立って背中をさすった。

「すみません。バラ園に行けなかったことは本当に悔しいし、悲しいです。でも、娘さんにこう言ってもらって、私自身も救われました。今回の経験を通して、緩和ケア病棟の看護師で良かったと心から思いました」

かおるや看護師長も涙をこらえきれず、ハンカチで目を覆った。

希望を叶えるプロジェクトが軌道に

この後、看護師を中心に、患者の希望を叶えるためのプロジェクトが次々と立ち上がった。

もちろん、患者全員の希望を叶えることはできなかったが、それでも、できるだけのことをしようとみんなで協力し合って、懸命に頑張っていった。

そんな頼もしい看護師の姿を見ながら、かおるはふと手紙のことを思い出した。モチベーションとは、自己実現や自我の欲求、達成感や承認、自己成長であり、これをどう仕事の中で感じとれるようにしていくのか。結果、かおるの提案したデスケースカンファレンスをきっかけに、看護師たちがモチベーション高く仕事をしてくれるようになった。

そして、その証拠に、この半年間は退職者がまったくいなくなり、人員不足も解消されつつある。また、かおるたちの取り組みを地元のテレビ局が取材し、ニュースで大々的に放送されたことで、明和病院の緩和ケア病棟への入院希望が一気に増加した。もちろん、このことで看護師たちのモチベーションはさらに上がった。


「ニュース見ましたよ。素晴らしい」

「あっ、吉高さん、お久しぶりです」

「つい、近くを通ったもので、お祝いにと思い駆けつけました」

「わざわざ、ありがとうございます。あの手紙をいただいた時、吉高さんは、『今のあなたの考え方では上手くいかない』と言われましたが、その意味がよくわかりました」

「それは、大変、嬉しいことです。何がわかりましたか？」

「モチベーションというのは、何もなく上がるものじゃないということです。どうしても看護管理者は、看護師のモチベーションを上げようとして声をかけたり、励ましたりするのですが、それだけでは不十分だとわかりました。モチベーションを上げるには、一番は、仕事で結果を出してあげることだと。看護師としての誇りを仕事の中で感じさせるということです」

「それは、素晴らしい気づきです。モチベーションというのは実体のないものだからこそ、意識して形にしていく必要がある。一つひとつの出来事を振り返ることで、達成感や自己成長を感じとれるようになりますし、それをみんなでやっていくことに意義があります」

「本当に、ありがとうございます。あの手紙の方にもよろしくお伝えください」

「はい。もちろんです」

数日後

トントントン。

「失礼します」

かおるは、診察室に入った。看護主任になって1年が経過した。不妊治療はこの間ストップしていたが、タイミング法だけは継続していた。そして、ここ3か月ほど生理がこなかったので、不妊治療のクリニックを受診した。医師の顔は前回同様に曇っている。何かの思い過ごしだったのか。

「おめでとうございます。妊娠です」

「え？」

頭が真っ白になる。たまたま一緒に受診に来ていた裕樹とお互いに顔を合わす。裕樹も信じられないという顔をしている。医師は、そんなことも気に留めず、今後の注意事項を説明しはじめた。

「失礼ですが、年齢が高く、初産であるため、激しい運動や過度のストレスが溜まるようなことは絶対に控えてくださいね。ご主人も家のことは協力してあげてください」

「はっ、はい！」

裕樹は緊張したまま、ボリュームを間違えて大声で返事した。かおるは、恥ずかしいのと面白いのと、嬉しいのとで、笑いながら泣いた。裕樹も目に涙を浮かべながら「ごめん、ごめん」と謝っていた。

次の手紙の届け先へ

吉高は、今日も手紙を届けるために移動していた。次の手紙の渡し主は、看護管理者に任命されたばかりの20代の看護師だ。スタッフとのコミュニケーションに悩んでいるらしい。そして、この問題を解決できるのはあの方しかいないと回答の依頼をした。コミュニケーションとは簡単なようで難しい問題だ。どこまで解決できるのだろうか。出発前はいつもこのような不安が吉高の心を支配する。

いよいよ飛行機に乗り込んだ。そして、スマートフォンを機内モードにしようと画面を見ると、メールが来ていた。最近では、連絡はほとんどメッセージアプリなので、メールが来ることも珍しくなった。そして、何気なくメールを開いた。

Hi Ryosuke

XX hospital in Japan notified us that your older sister has been found. They emailed us as they found your name on our laboratory's website. Can you contact them at your earliest?

Jack

アメリカの研究室で同じだったジャックからだった。「日本の××病院からお姉さんが見つかったとメールがあった。早く××病院へ連絡しろ」と書かれていた。吉高の心拍数は跳ね上がる。姉さんが見つかった。なぜ、病院なのだ。ケガでもしているのか……。いろいろな思いが頭を駆け巡る。こうしてはいられないと飛行機を降りようと思った瞬間、アナウンスが入る。

「皆様、ただいま、当機の扉が閉まりました。これより、離陸に向けて準備を行います。皆様の安全のためシートベルトをお締めください」

吉高は、通りかかったキャビンアテンダントに声をかける。

「すみません。やっぱり降りたいのですが」

「お身体の調子がどうかされましたか？」

「いいえ。急用ができて」

「申し訳ございません。もう離陸の準備に入りましたので……」

「そうですか。はい」

冷静な吉高が明らかに動揺している。額からは汗がにじみ出ている。冷静になるために腕を組んで目を閉じるが、動揺は収まらない。とりあえず、機内Wi-Fiが使えるので、繋がったら××病院を調べてみよう。それから…それから…、何で姉さんが病院にいるんだ。不安で胸が押しつけられる。早く真実を知りたい。

しかし、吉高の思いとは裏腹に、飛行機は何事もなかったかのように離陸した。

解説

仕事の中で達成感を味わいモチベーションアップ

モチベーションが仕事において重要なのは、言うまでもありません。しかしながら、モチベーションというのは実体がなく、得体の知れないものです。

マズローの5段階欲求

モチベーションで有名なのは、マズロー（Maslow AH）の5段階欲求です。マズローは、モチベーションを「欲求」と捉え、人間の欲求は、食欲、性欲、睡眠欲という低次の生理的欲求から、安全の欲求、所属と愛の欲求（社会的な欲求）、自我の欲求（承認の欲求）、自己実現の欲求と徐々に高次に変化していくとしました。そして仕事上では、自己実現の欲求まで高めていくことが重要で、そのためには、求める低次の欲求を満たさないといけないということになります。確かに、生活できないくらいの安い賃金で働いている人にとっては、自己実現どころではないでしょうし、今の生活が保障されていない不安定な状況でもそれは同じでしょう。最終的に、自己実現の欲求にはこれらの欲求を満たし、「周りから自分は認められている」という自我の欲求が満たされてはじめて、自己実現の欲求をもつのです。しかし、このマズローの考えには、「人間の欲求は変わることがない」ということが前提にあります。人間の置かれている環境は日々変化します。その中で欲求だけが変化しないというのはおかしな話です。よって、マズローの欲求理論には限界があります。

ハーズバーグの二要因論

次に、ハーズバーグ（Herzberg F）の二要因論です。ハーズバーグは、仕事の中での満足度やモチベーションを決める要因を衛生要因（不満要因）と動機づけ要因（満足要因）に整理しました（**図**）。

図を見るとわかる通り、不満要因には、主に組織の方針、監督者がどんな人か、賃金、人間関係などがあります。要するにこれらは「どのような職場環境か」ということです。一方、動機づけ要因を見てみると、達成感、承認、仕事そのものなど、「どのような気持ちか」ということになります。そして、この中でよく話題にあがるのが「賃金」です。確かに自分の賃金が上がれば、少しはモチベーションが上がりますが、それは短期間のモチベーションアップにしかつながりません。実際に、数か月前にもらった賞与を喜び続けている人はいないでしょう。また、お金は仕事中に使うものではないので、生活の満足度が短期的に上がることはありますが、仕事上のモチベーションが直接的に上がるかどうかは不明確です。しかし、動機づけ要因の中で、「患者に感謝された」「上司に褒めてもらった」などという気持ちにかかわるところはいつまでも覚えていますし、さらに、それが今の仕事のモチベーションになっていることもあるでしょう。

図　ハーズバーグの二要因論

衛生要因（不満要因）	動機づけ要因（満足要因）
組織の方針	達成感
監督者	承認
賃金	仕事そのもの（内容）
人間関係	責任
作業条件	自己成長

認められている状態であること

マズローにしても、ハーズバーグにしても重要なのは、「仕事の中で感じられる正の感情」がもてるかどうかです。特に看護は1人ではなく、チームで行うものです。自分の上司やチームから認められているという状態があってはじめて、「このチームのために何かしよう」という積極性が生まれてきます。看護管理者はこのことを踏まえ、「仕事の中で正のフィードバックが受けられる仕組み」を考えてはいかがでしょうか。患者や同じ看護師から感謝されたり、褒められたりする仕組みをあえて導入するのも1つの手です。

目標達成によりモチベーションアップ

また、仕事の中で達成感を味わうには、やはり目標が必要でしょう。目標がなければ、達成したかどうか、自分が成長したかどうかわかりません。何もなくいきなりモチベーションが上がることはありません。目標に向かって努力し、それが達成できて「嬉しい」と思うことや、逆に達成できずに「悔しい」と思った時、「よし、またやるぞ」というモチベーションがわいてくるのです。つまり、モチベーションが先に上がって何かをするというよりは、目標達成に向けて、チームや個人で取り組んでいった結果、モチベーションが上がってくるのではないでしょうか。

コミュニケーション論

▼メラビアンの法則とアサーティブ・コミュニケーション

第7話

看護副主任　竹内亜美

姉のいる病院へ

吉高は、到着後、すぐに編集長の藤井に連絡し、仕事を休んだ。もちろん、藤井も快諾し、吉高はそのまま、姉の恵理那《えりな》が入院している病院へ向かった。幸い吉高が乗っていた飛行機と姉が入院している病院が同じ方向で、空港から新幹線と電車を乗り継げば、今日中には病院に到着できる予定だ。

移動の途中も「一体、姉に何があったんだ」と何度も頭の中で反芻する。周りが言うように、本当に看護管理者が嫌になって逃げたのだろうか、人間関係に問題があったのだろうか。しかし、姉はそんな無責任なことをする人じゃない。昔から責任感が人一倍強く、中学、高校とバスケ部のキャプテンをしていた。

また、10年前に父親が亡くなり、当時、高校生だった吉高と母親は悲しみのどん底にいたが、姉は1人気丈に振る舞いながら葬式の段取りや親戚とのやりとりをこなしていた。

弟からしても、そんな責任感の強い姉が看護師を目指すのは、何となく当然のような気がしたし、むしろ天職かもしれないと思っていた。自分は、姉のようにみんなの先頭に立ってリーダーシップを発揮するのは苦手で、1人で本を読んだり、何かをコツコツと調べたりするほうが好きで、いつも姉の後ろを追いかけていた。

吉高と姉

3年前に母親が胃がんで亡くなった。がんが見つかった時にはすでにステージ4で他の部位にも転移して手術すらできない状態だった。それを知って姉は、「看護師でありながら何もできない自分が悔しい」と泣いた。後にも先にも姉が泣いているのを見たのはそれが最初で最後だった。母親が亡くなり、吉高はすぐにアメリカへ行った。アメリカに行った当初は、週に何度かメールをしたり、長期の休みには日本に帰って姉と食事をすることもあった。しかし、1年、2年と経過すると吉高には吉高の世界ができて、徐々に姉とは疎遠になっていた。

ただ、姉なら自分で何でもできるから、心配する必要はないと思っていたし、何かあれば連絡が来るものだと思っていた。特に、それを確認したわけではないが、姉と弟なら当たり前のことだ。

しかし、連絡が来たのは姉からではなく、親戚からだった。夜中に何度も電話が鳴り、見たことがない電話番号だったが日本からの番号だったのと、いわゆる「虫の知らせ」が働いて、電話に出た。「姉が失踪した」という事実を理解するのにかなりの時間を要した。何か悪い夢でも見たのかと思ったが、すでに夜は明けつつあり夢でもなければ現実だった。そして、吉高は研究室のボスに事情を説明し、日本に戻ってきた。

到着した病院は、思ったより小さく古い病院だった。すぐに受付へ行き、「吉高です。吉高恵理那の弟です」と告げると、受付の職員が一斉にこちらを向いた。おそらく、姉はこの病院では有名人なんだろう。

いつも仕事で病院に行く時は、正面玄関や受付は使わない。できるだけプライバシーを守るため、極力、病院の外でさりげなく声をかけるのがルールなのだ。最初は、そっちのほうが余計に怪しまれるのではないかと思ったが、仕事中に押しかけるよりも、少しリラックスした雰囲気で話ができるのではないかと吉高はこのルールを守り続けている。しかし、今日は仕事ではなく、「患者の家族」として来ている。

院長との面会

10分ほど待合で待たされると診察室に通された。診察室に入ると、初老の医師が座っており、院長の秋山《あきやま》だと名乗った。

「あなたが、吉高涼介さんですか?」

「はい。私がここに入院している吉高恵理那の弟です」

「失礼ですが、一応、身分証明書を見せてもらえますか?　決まりなもので」

吉高は財布から運転免許証を出して提示した。

「ありがとうございます」

「姉の容態はどうなんでしょうか？」

「お姉さんの容態は安定しています。もちろん、命に別状はありません。ケガもしていません」

「じゃ、なぜ、入院しているのですか？」

秋山は、言葉を間違えないように、きちんと伝えるために、間をとって答えた。

「単刀直入に言いますと、記憶がないようです」

「えっ？　記憶が…ない…とは、どういう…」

「記憶喪失の状態です」

「姉に一体、何があったのですか？」

「わかりません。道で倒れているところを発見され、うちに運びこまれました。しかし、うちでは、十分な処置や検査ができないため、急性期の病院へ一度転院しました。しかし、記憶喪失以外は、何も異常が見つからず、うちへ戻って来ました。ご覧の通り、うちは、高齢者医療をやっている小さな病院ですから、専門の医師もおらず、治療もできない状態でした。どこか専門の病院へ転院してもらおうと思った矢先に、〝よしたかりょうすけ〟とあなたの名前を口にしたのです。私共もできるだけのことはやりたいと思い、あなたのことを調べて、やっとアメリカの研究室のホームページであなたの名前と写真を見つけました。どことなくお姉さんに面影が似ていたものですから、メールをしたというのが経緯です」

「そこまでしていただいて、ありがとうございます。じゃあ、姉は、事故や事件に巻き込まれたということではないのですか？」

「警察の見解では、その可能性は低いと」

「そうですか。姉の記憶は戻るのでしょうか？」

「それは、わかりません。今日、戻るかもしれませんし、一生戻らないかもしれません」

「姉には会えますか？」

「もちろん。２０３号室です」

そういうと秋山は、病棟に内線をかけた。


病室に入ると姉はベッドの上で横たわっていた。吉高はすぐにベッドの横に行き声をかける。

「姉さん、わかるか？　俺だ、涼介だ」

姉は、顔は天井に向けたまま、横目で吉高を見た。その顔は、実におだやかな無表情だった。その瞬間、吉高は悟った。姉が、記憶喪失ではないということを……。

看護副主任・竹内亜美

竹内亜美《たけうちあみ》は、病院附属の看護学校を卒業後、そのままその急性期病院へ就職した。そして、26歳の時に安田《やすだ》病院へ転職した。安田病院は、50床の小さな病院で、人工透析を中心に泌尿器系に特化した病院だ。この病院を選んだのには、訳がある。亜美は、急性期病院では、なかなか周囲に溶け込めずにいた。特段、浮いた存在だったとか、孤立していたということではなく、どちらかと言えば「無理をして合わせていた」という表現が正しい。

亜美は、もともと内気な性格で、あまり自己主張をするのが苦手なタイプだった。学生時代もリーダー的存在の友人の後を追いかけるようなタイプで、自ら前に出ることはなかった。なので、あまり大きな病院でたくさんの人間の中で働くよりは、安田病院のような小さな病院のほうが自分には合っているのではないかと思って転職した。

転職してみると思った通りで、周囲の人は、前の病院よりもアットホームな感じで接してくれたし、看護師長も看護主任も優しくて良い人だった。できれば、このままこの病院の看護師として働いていきたいと思っていた。

そんな亜美にも転機が訪れる。看護師長のはからいで、「看護副主任をやってみない？」と打診されたのだ。安田病院では、看護副主任は看護管理者としてのキャリアの入口で、次は、看護主任、そして看護師長とキャリアアップしていく。亜美の経験年数的には、看護管理者のキャリアを歩み出すのにはおかしくない年齢だし、どうやらおとなしい性格が「献身的」と評価されたらしい。しかし一番の懸念は、このようなリーダーというポジションが、亜美には一番苦手な分野だということであるが、結局、断り切れず、〝引き受けてしまった〟。

こういう場合、断る理由としては、「結婚するので、落ち着いてから」というのが一番きれいな形だと思ったが、残念ながら、亜美にはその結婚相手がいなかった。もちろん、亜美にも恋愛経験はあるし、人並みに何人かと付き合ったこともある。でも、その度に、徐々に相手に合わせるのがしんどくなって別れた。一番最後に恋愛をしたのは2年前だった。

2年前の恋愛

前の職場の同僚看護師だった川本久美子《かわもとくみこ》から飲み会に誘われた。久美子は結構、強引なタイプで、亜美を誘った理由もただの人数合わせと、亜美なら断らないだろうというのがあからさまで、決して、亜美のことを考えてのことではないのはわかっていた。

3対3の飲み会は、それなりに楽しかった。亜美の向かいに座った男性は、野村祐《のむらたすく》と名乗った。祐は、優しい人で、人見知りの亜美のことをすぐに察して、緊張しないように接してくれた。例えば、食事を取り分けながら「これ美味しそうだね」とか、「えー、それで、亜美さんはどうなの？」と自然にみんなの会話に入れるように話を振ってくれた。

飲み会の後も、何度か連絡を取り合って、2人でごはんを食べに行ったり、買い物に行ったりもした。徐々に、祐の言葉1つで喜んだり、急に不安になったりする自分に気づき、これは、祐のことが好きなんだと自覚した。人見知りかつ、女性の多い環境で働く亜美に恋愛のチャンスは多くない。このまま、祐と付き合い、一緒に映画を観たり、料理を作ったり、ありきたりだけど恋人としての関係になるかもしれないと久々に胸が躍った。

しかし、ある時、久美子から、

「私が祐を狙っているから、手を出さないでね」と連絡が来た。最後の「ね」というのが、何とも上から目線で気に障る。久美子とは特別、仲が良いわけでもなく、もう一緒に仕事をしているわけでもないので、「私も祐が好きだ」と言ってもよかったが、喧嘩するのも嫌だし、何より祐が板挟みになるのも嫌だから、自ら身を引くことにした。祐からは何度か「どうしたの?」「何があったの?」「俺、何か悪いことしちゃったかな?」と連絡が来たが、すべて無視した。そして、最後に、「私には好きな人がいるので、もう連絡しないでください」と泣きながらメールをした。亜美の短い恋愛は、恋人になることもなく、告白すらできない状態で静かに終わった。

看護副主任の日々

本当に自分で務まるのだろうかと心配していたが、看護副主任になって、仕事は順調だった。仕事といえば、看護主任の補佐や会議資料の作成が中心で、特に難しいということはなかった。看護師長や看護主任からも特別「何かやってほしい」と言われていなかったし、実際にすることもないと思っていた。

ただ、それは、業務を無難にこなしていただけで、それ以外の看護師への指導や助言はまったくしていなかった。もちろん、ミスやトラブルがあった時は、先頭に立って指示を出したり、指導をしたりすればいいのだけれど、「自分は副主任だから良いことを言わないといけない」と思い込み、結局、何も言えず、自分で仕事を抱えてやっていた。

　これに異論を唱える人物がいた。それは、小川《おがわ》文香《ふみか》だ。文香は、亜美と同じ年で、安田病院の勤務年数は、亜美より長い。そのため、次の看護副主任は自分だと思っていたが、看護師長や看護主任に従順な亜美を選択したため、文香は亜美に対し、良い思いをもっておらず、「あれくらいの業務なら、竹内さんじゃなくて私でもできる」みたいなことを陰で言っていた。そして、それが表面化する事態が起こる。

亜美のミス

　退院患者の退院前カンファレンスを行う際に、ケアマネジャーへの連絡漏れが発生した。ケアマネジャーへの連絡は看護主任の担当だったが、その時はなぜか、亜美が連絡係となっていた。その時、亜美は他の業務もたくさん抱えていて、ついつい連絡するのを忘れていた。患者、家族が集まっているが、担当のケアマネジャーが不在のため退院後の詳細なプランが組めず、もう一度、退院前カンファレンスを実施することになってしまった。

　亜美は、丁重にカンファレンスの出席者に謝罪し、事なきを得る空気だった。患者や家族が退出した後で、亜美はもう一度、看護師長や看護主任に謝罪しようと思った矢先に、この患者の担当だった文香が声をあげた。

「看護副主任がミスをするなんて考えられません！」

このような亜美に対する文香の不満は、すでに看護師長や看護主任も散々聞いていたので、またはじまったかという表情をした。しかし、今日はこれで収まらず、文香は直接亜美と対峙した。

「竹内さん、私の担当患者さんなので、連絡ミスとか困ります」

亜美は、すかさず答える。

「あっ、すみません。私のミスです」

「じゃあ、どう責任とってくれるんですか？」

「いや、責任と言われても、すぐにケアマネジャーには連絡しますので。小川さんには申し訳ないことをしてしまいました」

「私のことは、いいんです！　患者さんや家族に迷惑をかけるなんて……副主任として失格じゃないですか？」

「たった1回の連絡ミスで副主任失格だとか、なんで部下のあなたに言われなきゃいけないのよ！」と言い返したかったが、亜美は、そんなことを言える性格ではない。おそらく、文香もそれをわかっていて、看護師長と看護主任がいるからあえて言っているのだろう。つまり、看護副主任にふさわしいのは「私だ」と言いたいのだ。

「まあまあ、患者さんもご家族もね、そんな怒っていらっしゃらないからね。そこまで、責任なんて話じゃないわよね。でも竹内さん、ちょっと仕事抱えすぎだから、もっとみんなに仕事を振らないとあなたが潰れちゃうわよ。じゃ、今日は、ここまでね。はい、お疲れ様」

看護師長のこの言葉で強制終了となった。しかし、文香の怒りは収まらない。また、看護師を捕まえては、亜美の文句を言うのだろう。亜美は亜美で、部下である文香に看護師長や看護主任の目の前で罵倒されて腹が立ったし、何よりそれに対して、言い返せなかった自分に怒りを覚えた。

担当者様

私は、この春から看護副主任という役職に就きました。私は、人を引っ張っていくタイプの人間ではなく、子どもの時、学生時代、そして看護師になってからもずっと人の後ろを追いかけていくような人間でした。なので、リーダーや管理者という役割は私にはふさわしくなく、逃げ出したいくらいです。

実は、今日もミスをしてしまいました。それは、私は他の看護師に仕事を振ることができず、全部自分でやろうとして、大切な連絡を忘れてしまいました。もう、自分では抱えきれない仕事をしている自覚があったのですが、何とか頑張ってやり切ろうとした結果、多くの人に迷惑をかけることになってしまいました。挙句の果てには、部下である看護師に「副主任失格」なんて言われて、しかも、それすら言い返すことができなかったのです。

私は子どもの時から自分の言いたいことを言うのが苦手です。というか、そういうものから逃げてきました。看護管理者になれば、何か変わると思っていましたが、結局、そんなに変わるものではなく、相変わらず、言いたいことは何も言えません。

何かいいコミュニケーション方法や、プレゼンテーション手法など教えてもらえればありがたいです。よろしくお願いします。

あの日以来、文香の亜美に対する不満は日に日に増していった。亜美の申し送りはあからさまに「聞いていませんよ」という態度をとったり、会議中も亜美が発言するたびに冷やかしの笑いを浮かべていた。周りの看護師も文香の態度に対して良くないとは思っていたが、もめごとには巻き込まれたくないので、みんな静観していた。

吉高登場

「竹内亜美さんですね。こんにちは」

病院を出たところで見覚えのない男性に話しかけられた。

「私は、こういう者です」

そう言うと、吉高は名刺を出した。名刺には、「月刊ナースリーダーシップ　編集部　吉高涼介」と書いてある。

「あっ、私が投書した雑誌の方ですね」

「はい。この度は、投書をしていただき、ありがとうございました。今日は、その件でお伺いしました。実は、私共は、雑誌の出版だけではなく、看護管理者のお悩み相談に乗ることもしております。あっ、雑誌は有料ですが、こちらは無料となりますのでご安心ください」

「いや、お金のことはいいのですが、わざわざ来ていただいて、何の要件でしょうか？」

「はい。この度、私共のネットワークから投書のご質問に適当だと思われる看護管理者の方へお願いして、回答をお持ちしました。ただし、投書したのが竹内さんだとはわからないように匿名になっておりますし、ご回答いただく看護管理者の方も匿名です」

そう言うと、吉高は手紙を差し出した。

「何かあったのですか？」

亜美は、思わず吉高に声をかけた。明らかに疲れた表情と張りのない声が妙に気になった。亜美は、子どもの時から、こういう人の気持ちを読み取りすぎる癖があり、そして、自分の気持ちよりも他人の気持ちを優先し、それが原因で何度も苦しい思いをしてきた。

「あっ、いや、何もありません。お気遣いいただきありがとうございます」

確かに、吉高はこの3日間、ほとんど睡眠をとらず姉に付き添っていた。自分がいろいろな話をすれば姉の記憶が戻るのではないかと思い、子どもの時から今に至るまでの話を、姉が起きている時間ずっと話しかけていた。しかし、姉の反応はなくすべて徒労に終わった。その姿を見ていた秋山院長から「ちょっと休んではどうか」と言われ、渡しそこねていたこの手紙を持ってきたのだ。

「あまり、無理をしないでくださいね。この手紙、ありがとうございます。大切に読ませていただきます」

お困りの看護副主任さんへ

あなたの投書を読ませていただきました。私も看護管理者になった時に看護師とのコミュニケーションに悩んだ1人です。私なんて看護管理者になってすぐに「あなたには、ついていけません」って若い看護師に言われたくらい最悪の看護管理者人生のはじまりでした。最初は、看護管理者になれば、みんな自分の言うことを聞いてくれると思っていました。しかし、実際には、そんなことはありませんでした。そして、どうしていいのかわからない時、私もあなたと同じように『月刊ナースリーダーシップ』へ投書をし、手紙をもらいました。その手紙で、教えてもらったことがあります。

それは、リーダーシップは最終的にはすべて、コミュニケーションによって発揮されるものだということです。あたなが、どんなに優秀な看護師や看護管理者であっても、最終的に看護師は、あなたの発するコミュニケーションについてくるのです。決して間違えていけないのは、リーダーシップというのは、どんな役職があるかどうかという「席（ポジション）」の話ではなく、あなた自身のコミュニケーションによる影響力なのです。

投書の内容からして、あなたは、もしかしたら、あまりコミュニケーションが上手ではないか、自信がないのかもしれません（間違っていたらごめんなさい）。

コミュニケーションの本質は言葉ですが、実は、見た目が大切だと言われています。メラビアンの法則というのがあり、コミュニケーションのうち相手に影響を与えるのは、視覚情報が55％、聴覚情報が38％、そして言語情報が7％と言われています。特に表情や姿勢やジェスチャーなどの視覚情報が大半を占め、声の大きさ、抑揚などの聴覚情報と合わせるとほとんど視覚情報と聴覚情報だということがわかります。つまり、言葉の内容よりも「どう話すか」のほうが重要なのです。私も看護管理者になったら「間違ったことを言ってはいけない」だとか「全員が納得するようなことを言わなければならない」と思っていました。しかし、それを考えれば考えるほど無口になり、それが原因でコミュニケーション不足となっていったのです。でも、人間である以上、間違ったことは言ってしまうこともあるし、全員が納得するようなことってほとんどないんですよね。ですから、大事なことや、自分が正しいと思ったことは、自信をもって話してください。人は、リーダーの話の内容よりも先に、リーダーの自信についてくるのです。

そして、次に重要なことは、「事実と感情を分けて話す」ことです。看護管理者になると、言いにくいことも相手に伝えないといけない場面が多くあります。例えば、自分は十分に仕事ができていると自己評価している看護師に「できていない」と指導する場合です。このような場合、「あなたは、〇〇ができていないから、ダメだ」という表現を用いると相手は怒り、関係性が壊れるでしょう。そうではなく、まず、「〇〇ができていない」という事実を伝え、そして、感情は「あなたがダメだ」というメッセージ（Youメッセージ）ではなく、「私はダメだと思う」とあくまでも自分の意見（Iメッセージ）として発信してください。

最後に、コミュニケーションは何よりも頻度が大切です。もちろん、申し送りや会議などでコミュニケーションをとることも重要だけど、それよりも日々の何気ないコミュニケーションを増やしてください。私がもらった手紙のなかにあった言葉ですが、これは今も大事にしていることです。それは、「あなた自身のコミュニケーションの扉が開いていることが大切」だということです。ぜひ、あなたからのコミュニケーションを増やし、明るい職場にしてください。成功と成長を祈念しております。

亜美は、手紙を読み終えると自分があまり他の看護師とコミュニケーションをとっていないことを反省した。今まで、「自分はコミュニケーションをとるのが苦手」というのを言い訳に、それを克服しようともしなかった。この手紙を書いてくれた方も最初から上手くいっていたわけじゃなく、自分で克服されたに違いない。看護管理者が全員、最初からリーダーシップがあるわけじゃないのと同じで、コミュニケーションも最初からみんな上手なわけではない。

みんな、いろんな経験をしながら、自分の苦手な部分を努力して克服しているのだ。私もそろそろ自分自身で自分を変えていこう。いつも人のことばかり気にして、自分の言いたいことやりたいことを我慢してきた。もう、こんな自分とはおさらばしよう。この手紙をきっかけに自分は変わるのだ。

亜美の変化

次の日の朝、亜美は、いつもより少しだけ大きな声で挨拶をした。そして、申し送りや会議は、できるだけ下を向かず、一人ひとりの顔を見ながら話した。

たったこれだけのことだった。それで、何かが変わったわけではなく、いつも通りの申し送りや会議だった。しかし、亜美にとっては、大きな前進だった。今までは、人に否定や非難をされないように話をしていたが、今日は、そんなことはお構いなく、自分の話したいように話せた。周りから見ればたいした変化ではないが、批判されないようにおどおど話しをするのと、堂々と自信をもって話すのとでは心の中は１８０度違う。明日は、もう少し、はきはきと話してみよう、もっといろいろな看護師に声をかけてみようとやりたいことが次々と出てきた。

そして、誰にも気づかれることなく亜美の成長は続き、３か月が過ぎた時、ついに、その成長が問われる事案が発生した。

看護師長からの話

「竹内さん、最近、管理者らしくなってきたわね」

「そ、そうですか？　ありがとうございます」

「他の看護師たちも、みんな言っているわよ。最初は頼りなかったけど、最近は、きちんと指示を出したり、相談に乗ってくれるようになったって」

亜美は、喜びを抑えきれず、表情が緩む。

「それで、話しは変わるんだけど、竹内さんは何か聞いていない？」

「いったい、何の話でしょうか？」

すると看護師長は、ばつの悪そうな表情で

「いや、小川さんがね……」

小川文香は、亜美の天敵だ。文香が何かやったのだろうか。

「これはね、確証のある話ではないんだけどね。その、なんて言うか、ある特定の人に対する嫌がらせというか、いじめというか、そんなものがあるみたいなのよね」

「えっ、確かに彼女は気が強いところはありますけど、そんなことまでするのですか？」

「まあ、私のところに何人か相談に来ててね。彼女とは働きたくないって言っているのよね。でも、私も実際、その場面を見たり聞いたりしているわけじゃないから、注意するにもできないし。こういう問題は、看護師長の私よりも現場の看護師に近い、竹内さんにかかわってもらったほうがいいと思って」

「具体的には、どんなことがあったのですか？」

「私のところに相談に来た看護師の話では、ちょっとしたミスで罵倒されたとか、ありもしない噂話を流されたとかもあるし。あと、直接何かされたわけじゃないれど、彼女の仕事の愚痴を聞きたくないっていうのが一番多いわね」

「まあ、確かに小川さんには、そういうところがありますね」

「竹内さんのほうから、注意してもらえないかしら」

「えっ、私が…ですか？」

こんな言いにくいことを私が伝えるなんて。しかも、相手は、私のことを嫌っている文香だ。

「じゃ、お願いね」

そう言うと看護師長は行ってしまった。これは、大変な役割を押しつけられたものだ。当たり前だが、「他の人に対する態度に気をつけて」とか「愚痴を言うのをやめてほしい」と言っても聞いてくれる確率はゼロだ。しかも、自分が言うことで余計に反発するだろう。どうすればいいのだろうか。

手紙を読み返す

亜美は自宅に戻り、もう一度、あの手紙を読み返した。その中で、「事実と感情を分けて話す」と書いてあった。まずは、事実をきちんと伝えよう。もちろん、反発して怒りをあらわにするかもしれないが、別にケンカしに行くわけじゃないし、看護管理者として、相手が聞きたくないことでも必要なことは話したほうがいいに決まっている。不安がないと言えば嘘になる。もちろん、こんな役目はやりたくない。でも、看護管理者として、今後もこのようなことは起こるだろう。その度に逃げていては、何も変わらない。これを機に自分を変えると決めたのだ。これを乗り切れば、もしかしたら本当に変われるかもしれない。よし、やってみよう！

文香との対峙

次の日、亜美は文香を呼び出した。

「すみません。何ですか？　私、忙しいんですけど」

話をする前から怒りをあらわにしている。しかし、これはシミュレーション通りだ。まずは、事実を相手に伝える。

「あなたに対して、他の看護師からクレームがきています」

文香の表情が変わり、顔が硬直してくるのがわかる。しかし亜美は、冷静に話を続ける。

「それは、あなたから罵倒されたということや仕事の愚痴を聞かされて嫌だということです」

間髪入れずに文香が言い返す。

「私は悪くありません。罵倒されたとか仕事の愚痴を聞かされたとか、それは相手が勝手にそう思っていっていることで、私は言っていません。竹内さんは、私に個人的な恨みでもあるんですか？」

文香の言葉に攻撃性が増してくる。今までの亜美であれば、完全に引き下がるところだが、話を続けた。

「私は、こういう事実があったということをあなたに伝えているだけです。あなたがどう思おうと、あなたの言動で嫌な思いをしている人がいるということです」

文香は、想像と違い、引き下がらない亜美に一瞬ひるんだ。

「私が小川さんのことが好きか嫌いかは関係ありません。私は、副主任として病棟の看護師たちをまとめる役割があり、このことをあなたに伝えています。小川さんはどう思いますか？」

「どう思うかと言われても、心当たりのないことは、何も思いようがありません」

一歩も引かない亜美の態度に、文香が徐々に劣勢になってきた。

「じゃあ、私の意見を言います。いいですか？」

「はい、どうぞ」

亜美からのＩメッセージ

「小川さんには心当たりがないということでしたが、私にはあります。私は会議中にみんなの前で『副主任失格』と言われたことがありますし、私がしゃべると、明らかに批判的な態度や嘲笑をされたことがあります。これには心当たりはありますか？」

「……」

文香は下を向いたまま何も言い返してこない。

「私は、小川さんにこのようなことをされて、嫌な気持ちになりました。おそらく、他の看護師も同じ気持ちなのだと思います」

「じゃあ、私は謝ればいいのですか？」

「別に謝ってほしいとは思っていません。みんなで気持ちよく仕事がしたいだけです」

「それには、私が邪魔だっていうことですね。辞めればいいってことですよね？」

「それは、違います。邪魔なわけがありません」

文香の怒りの表情は「えっ？」という表情に変わった。

「あなたの仕事ぶりは、みんな評価しています。それは私も同じです。ただ、少し態度を改めてほしいということです」

「じゃあ、どう改めろって言うのですか？」

「みんなが気持ちよく働くために、自分は何をすべきかを考えてください」

「そんな理想論なら誰でも言えます。具体的にどうしたらいいか教えてくださいって聞いているんですけど」

「私は、理想だとは思っていません。実際、私はコミュニケーションが上手ではないので、前の病院では人間関係が上手くいかず苦しみました。でも、この安田病院のみんなは、こんな私でも受け入れてくれました。それは、この病院の看護師が、お互いに気を遣いながら、助け合いながら、みんなが気持ちよく働けるように心がけているからです。あなたにも、同じようになってほしいと思っているだけです。具体的にどうしたらいいかは、もうわかっているはずです。相手を攻撃したり、非難しなくても、あなたはもう、この看護師として認められているじゃないですか」

　文香は、もう言い返す言葉がなかった。亜美の言葉は、「自分はこう思う」ということばかりで、文香に対する否定的な言葉が一切ない。だから、言い返す言葉が見つからないのだ。むしろ、「あなたは、認められている」という言い方をされれば、悪い気はしない。

「わかりました。気をつけます」

その場の空気に耐え切れなくなった文香は、亜美の元を離れた。


亜美は、言いたいことがきちんと伝えられた達成感と、緊張感から解放されて、その場に座り込んだ。両手は汗で濡れ、身体も熱い。生まれて初めて、こんな言いにくいことを、言いにくい相手に伝えた。しかも、相手を怒らせることなく、自分の言いたいことを我慢したわけでもない。できるだけ、堂々とした態度で、事実と感情を意識的に分け、相手を批判するのではなく、「自分はこうしてほしい」という話し方を心掛けた。上手くできたかどうかわからないが、後は、文香がきちんと態度を改めてくれるかどうかだ。

次の日

朝、亜美は文香に話しかける。

「小川さん、おはようございます」

「あっ、おはようございます」

昨日の今日で、文香は完全に警戒している。また、周りの看護師たちも、普段、話をしない2人が会話をはじめたものだから、みんな一斉に注目した。

「小川さん、昨日、大変な家族の対応してくださったって聞きました。ありがとうございました」

昨日、亜美が帰った後で、ある家族がクレームを言いに来たらしい。「入院中の自分の親のごはんの量を減らされている」とか、「リハビリをやってもらっていない」だとかありもしないことを大声で怒鳴り散らしていたようだ。最初は、たまたまそこにいた新人看護師が対応していたが、すぐに文香が割って入り、事を収めたということだ。文香は、亜美に思いがけずにお礼を言われ、

「いや、別に、当たり前に対応しただけですから」

と恥ずかしさのあまり顔を伏せた。すると助けてもらった新人看護師も

「本当にありがとうございました！」

と声をかけた。他の看護師たちもその風景をみんな笑顔で見届けていた。

そして、これを機に少しずつ文香の態度は改まると同時に、看護師からの文香に対する不満の声もなくなっていった。

亜美と文香

そしてある日、なぜか亜美と文香が2人っきりになるシーンがあった。亜美は、ここできちんと自分の気持ちを伝えるべきだと、思い切って口を開いた。

「小川さん、以前、態度を改めてほしいってお願いしたのを覚えていますか？」

「はい。もちろんです。まだ、問題がありますか？」

「いいえ。最近は、小川さんに助けてもらっているという意見のほうが多く、みんな感謝しています。もちろん、私もです」

するとが文香は意外な言葉を発した。

「実は、私も反省しています」

「えっ、反省？」

「そうです。私は、自分に自信がないんです。だから、いつも誰かを批判していないと自分の存在価値がないと思っていました。でも、私が一番、批判していた竹内さんから、『認められている』と聞いた時、私はハッとしました。私が竹内さんにとってきた態度を考えたら、私なら『認められている』なんて絶対に言えません。竹内さんは、地味でおとなしいけど、コツコツ仕事は確実にするし、だからみんなに認められているんだと思いました。大きな声や態度で示さなくても、きちんとやっていることは周りに伝わっていくんだなって。私も竹内さんを見習って、今後は良い看護管理者を目指したいと思っています」

「ありがとう、小川さん。じゃあ、和解の証に、今度食事に行かない？」

「行きます！」

「あと、2人の時は、敬語はなしね。同い年なんだから」

吉高との再会

「なんだか見違えましたね」

「あっ、吉高さん。お久しぶりです」

「順調にいっているのが、その表情でわかりますよ」

「吉高さんもあの時よりも元気になられたようですね」

「あっ、あの時は、すみませんでした。いろいろと立て込んでいた時期で」

「本当にあの手紙に救われました。コミュニケーションって、もっと難しいものだと思っていました。でも、本当にちょっとしたことで変わるのですね」

「確かにそうですね。私の仕事も看護管理者のお悩みに寄り添うことですから、その辺は気を遣っています」

「そうですね。大変な仕事ですものね」

「でも、多くの看護管理者の皆さんと接していくうちに、良好なコミュニケーションをとる秘訣をつかんでしまったのです」

「えっ、何ですか？　私にも教えてください」

「いやいや竹内さんなら、もうやられていることですよ。それは……」

吉高は、間をとって、右手の人差し指を立てた。

「共感すること…これです」

「共感…ですか」

「はい。悩んでいる方や病気の方と接する時、ついつい正しい答えを押しつけがちです。例えば、すぐに『お酒を飲むな』『ストレスをためるな』『運動しろ』みたいなことを言う看護師さんもいますが、その前に、やっぱり人間は、今おかれている不遇な状況に共感してほしいんだと思います」

「確かに。あの手紙の冒頭に、私と同じように看護管理者失格と言われた文章を読んで、私も、何か、安心したというか、みんな同じなんだなって、ほっとした気持ちになりました」

「そうです。コミュニケーションをとる相手が信頼できる人かどうか――。コミュニケーションの本質はほとんどそれで決まります。つまり、何を話すかの前に、誰が話すかなのです。だからこそ日々のコミュニケーションが重要なのです」

「それ、よくわかります。これからも、もっと私からいろいろなコミュニケーションを発信していければと思います。本当にありがとうございました」

あの人との再会

亜美は文香との食事の前に、1時間ほど時間があったので、街をブラブラと歩いていた。すると遠くから見覚えのある男性が近づいてきた。あれは、野村祐だ。祐はまだこちらに気づいていない。亜美の鼓動が早くなる。このまま知らないふりをしようか、反対方向を向いて逃げようか、それとも、思い切って話しかけてみようか。以前の亜美なら確実に知らないふりをするか逃げていただろう。

「祐君。覚えている？」

祐は一瞬、驚いた顔をしたが、すぐに亜美だと気づき、表情を曇らせた。

「あっ、亜美ちゃん……」

確かに、この祐の態度は正しい。祐からしてみれば、いきなり「好きな人ができた」と一方的にフラれた相手との再会だ。亜美のほうも、思い切って話しかけたが何を話せばいいかわからず、２人の間に冷たい空気が流れる。

「元気にしてた？」

祐は耐え切れず、亜美に差し障りのないことを聞いた。

「う、うん。元気。祐君は？」

「まあ、元気だよ……」

再び、冷たい空気が流れた。おそらく、あとこの時間が5秒続けば「じゃあ」という感じで別れるだろう。亜美は、思い切って聞いた。

「久美子とはどうなったの？」

「久美子？　あぁ、亜美ちゃんの友達の子でしょ。一度、告られたけど、俺、好きな人いるからって断ったよ。亜美ちゃんのほうこそどうなんだよ。急に連絡とれなくなって、好きな人ができたって」

「うん。私も結局、その好きな人とはうまくいっていない」

「じゃあ、2人ともフリーってわけだ」

事実と自分の気持ちを伝える

亜美は、ここできちんと事実と自分の気持ちを伝えるべきだと思った。これは、勇気のいることだが、ここで話をしないと一生後悔するような気持ちになった。

「あのね。祐君。実は、あの時、久美子に『祐君のことが好きだから手を出さないでね』って言われて。本当は、私だって祐君のこと好きだったのに、言い返せなくて。それで、『好きな人ができた』って嘘をついて身を引いたの。でも、それは間違いだった。今も、後悔しているの。だから、あの時は、本当にごめん」

口から心臓が飛び出るというのはこういうことかと思うくらいにドキドキした。今までの自分なら、こんなことは絶対に言えなかった。

あの手紙をもらって以来、亜美は、自分の気持ちを隠して、あれこれするよりも、きちんと自分の気持ちを相手に伝えたほうが、上手くいくことが多かった。特に文香の時のように、言いにくいことほど、誠意をもって「自分はこう思う」というIメッセージを伝えるほうが関係性は良くなった。伝えた後の相手の反応は、自分ではコントロールできない。それは、相手が決めることだ。今回の祐とのことも、許してくれないかもしれないが、それは、亜美がコントロールできることではない。

「亜美ちゃんさぁ…それって、俺のこと今も好きだって、遠回しに告白された感じがするんだけど」

「えっ、あっ、いや」

「じゃあ、今度、またゆっくり食事でもしようよ。いいよね。お互い〝フリー〟なんだから」

「うん。じゃあ、連絡待ってる」

「今度は無視しないでよ。じゃ、俺、仕事あるから」

そう言って、祐は走っていった。この先の結果は、もうどうでもよかった。それは、亜美が決めることではなく、祐が決めることだ。大切なのは、自分の気持ちをきちんと相手に伝えられたことだ。

時計を見ると文香との食事の時間が近づいていた。

亜美は、誰にも聞こえないくらい小さな声で、「よし！」と気持ちを切り替え、お店へと小走りで向かった。

解説 リーダーとしてのコミュニケーションスキル

リーダーになると今まで同僚だった看護師に対し、指導したり、指示を出したり、時には言いにくいことも言わなければなりません。そういった場合、「間違ったことを言ってはいけない」「正しいことを言わないといけない」と思い、結局、コミュニケーション不足に陥るケースが頻回にみられます。やはり、リーダーになれば、リーダーとしてのコミュニケーションスキルを身につけたいものです。

メラビアンの法則

コミュニケーションは言葉だけで行っているわけではありません。メラビアン（Mehrabian A）によれば、メッセージから相手が受ける印象について、見た目や表情、しぐさといった「視覚情報」が55%、声のトーン、話す速さ、声の大きさなど「聴覚情報」が38%、そして、話の内容、言葉そのものの「言語情報」が7%ということです。つまり、リーダーが気にしている「間違ったことを言ってはいけない」「正しいことを言わないといけない」という言語情報は7%しかなく、実際は、残り93%の視覚情報と聴覚情報とで情報を得ていることになります。つまり、話す内容の正しさよりも、相手がどのように自分に話をしているかのほうが重要なのです。もちろん、言語内容が正しいということは必要ですが、すべてのことにおいて、正しく、間違えないというのは不可能なことです。よって、その時点で、リーダーが正しいと思うことは自信をもって、堂々と話をするようにしましょう。

例えばリーダーが「こんな職場にしたい」とメンバーに宣言しようとします。しかし、それが、組織にとって本当に正しいことかどうかは誰にもわかりません。もちろん、聞いているメンバーもわからないでしょう。しかし、リーダーの表情やしぐさ、話し方で「よくわからないけど、この人が言うなら」となってきます。

次に、リーダーが、コミュニケーションスキルが一番必要な場面は、部下への指導でしょう。特に「○○ができていない」「もっと、○○してほしい」という場面です。もしかするとこれは、相手にとっては気分の良いことではないかもしれません。こういう時に意識してほしいのは、アサーティブ・コミュニケーションです（図）。

アサーティブ・コミュニケーションの活用

アサーティブ・コミュニケーションとは、自分と相手の境界線を大事にし、相手の意見を尊重しながらも、自己主張を率直・対等に行うコミュニケーションのスキルです。つまり、自分の意見を相手に押しつけることなく、かと言って、自分の意見を抑え込んで相手の意見を聞くことで

図　アサーティブ・コミュニケーション

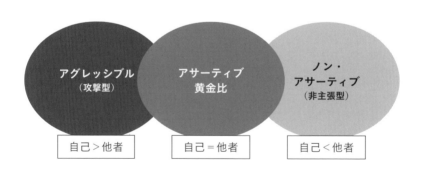

はありません。

アサーティブ・コミュニケーションにはさまざまな手法がありますが、一番わかりやすいのは、DESC法というものです。D（Describe）：客観的な描写、E（Explain）：主観的な気持ちの説明、S（Suggest/Specify）：代替え案や行動などを説明、C（Choose）：選択するという過程をたどりながら話を進めていくことです。特に導入部分の客観的な描写と主観的な気持ちの説明はよく混同したり、場合によっては逆に説明したりしてしまうことがあります。これは、相手にとっては「文句を言われている」としか思えず、相手も冷静にリーダーの話を聞くことができなくなってしまいます。まず、客観的な事実に関して話をして、その後に、自分の気持ちを話すことです。そして、自分の気持ちを話す時には、まず、「○○は、大変ですね」「○○って難しいよね」と相手の今の立場や環境に共感することから入るようにしてください。そして、「あなたはこうするべきだ」という相手の変化を促すためのYouメッセージではなく、「私はあなたにこうしてほしい」というIメッセージで伝えてください。

エピローグ

「はーい、オッケーでーす。ありがとうございました」

威勢のいい掛け声が、部屋中に響きわたる。

「これで、よかったかしら。きちんとお話しできてました？」

「はい。もう、ばっちりですよ！」

インタビューを終えたライターのハイテンションに思わず苦笑いを浮かべる。そして、本当にこのライターの言う通りなのかどうか判断するために、吉高の表情を確認した。

吉高は、顎に手を当てて頷きながら
「本当に素晴らしい内容でしたよ。ありがとうございました。浅田部長」

「ところで、この前書いた手紙、お役に立てたかしら？」

「はい。手紙をお渡しした方は、看護管理者としてきちんと1歩を踏み出されました。本当にありがとうございます」

「いえいえ。私もこの手紙に助けてもらった1人だから。お礼を言うのはこちらのほうです」

「そう言っていただけると、この仕事をして本当に良かったと思います。浅田部長とは、確か…看護師長になったばかりの時にお会いしたのが、初めてでしたよね」

「そう。あの時の私は、看護師長としても母親としてもうまくいっていなくって。本当に何もかも捨てて逃げ出してしまいたいと思っていました。でも、あの手紙には〝成功への階段は1段ずつしか上れない〟って書いてあって。今思い返すと、本当にそう思います。いくら高い目標や崇高な思いがあっても、そこにたどり着くには1段ずつしか上れないんだと」

「はい。その結果、今では、浅田看護部長にまでなられましたね」

「でもね、私にとって役職はどうだっていいの。それよりも、看護師たちがやる気をもって仕事を続けられるようにすることのほうが大事。それを実現するためには、自分が看護部長にならなければと思っただけ。だから、大切なのは、ポジションではなく、私自身が看護部長として何ができているかってことなのよね」

「それも、1段ずつですね」

「そう。1段ずつね」

「では、浅田部長の活躍を楽しみにしております。これからは、少し遠くからにはなりますが」

「遠くからと言うと？」

「この仕事を辞めることにしました」

「あら、それは残念。まあ、吉高さんには吉高さんの事情があるんでしょうね。でも、私は、あなたに助けられた1人です。本当にありがとうございました」

「編集長、3年間、本当にありがとうございました」

吉高は、荷物をまとめて、最後に編集長の藤井の元へ挨拶に来た。

「お姉さんは、どうなった？」

「はい。姉は、まだ記憶が戻っていません。でも、あの病院にずっとお世話になるわけにもいかず、とりあえず、親戚に預かってもらいながら、専門の病院で治療を続けることになりました」

「そっか。まあ、何と言っていいか……」

「姉は、そのうち戻ってくると思います。私は、彼女は記憶喪失なのではなく、少し、休んでいるのだと思います」

「休んでいる？」

「はい。姉は、小さい時から人一倍、責任感が強く、ずっと何かを背負ってきました。学生時代はバスケ部のキャプテンで、両親が亡くなった後は、私の親代わりになって。そして、私が自立した後は、仕事でまた重責を背負って。だから、神様が姉にちょっとお休みをとらせているのだと思います」

「そうか。まあ、頭の良い吉高が言うのなら、間違いないかもな」

「しかし、現実的には、治療代や親戚の家の下宿代など費用がかかるものですから……」

「まあ、まあ、うちの安月給じゃ無理だろうな。それもあるけど、俺は同じ男として、吉高はもっともっと高いステージで仕事をしてほしいと思っているよ」

「ありがとうございます。実は、来週からアメリカに戻ってロボット開発の仕事に就くことになりました」

「ほー、ロボットとはね。吉高らしい」

「私はそこで医療用のロボット開発をしようと思います。実は、以前の宇宙工学では、計算上の正しさばかりを求めていました。しかし、この出版社で働いてみて思ったのは、どんなものにも必ずそれを使う人がいて、そこには気持ちがあるということです。もちろん、ロボットの性能も重要ですが、使う人が本当に使いやすいロボットを開発できれば、喜んでもらえるのではないかと思っています」

「そっか。じゃあ、ここでの経験も無駄ではなかったということか」

「無駄なんて、とんでもないです。ここでは、いろいろな看護管理者の方とのやりとりの中で、人の命を扱う仕事がいかに尊いものかがわかりました。しかし、命を扱うというのは決して、ただの美学ではなく、看護師もある意味、命を削りながらやっているのだと思います。これからの時代、これを自己犠牲というネガティブなやり方ではなく、やりがい、働きがいというポジティブな形をつくっていくことが大切だと思いました」

「そうだな。そのためにも優秀な看護管理者が育っていくことが必要なんだろうな」

「はい。ただ、看護管理の難しいところは、画一的、一律的に『これが正しい』というものがなく、ほとんどが各現場で作り上げていくものだと思います。確かに、看護管理の手法やメソッドは数多くありますが、それを実践するのは人間です。やはり、最終的には、人間教育が一番大切なのだと思います。なので、この『月刊ナースリーダーシップ』の手紙による教えの連鎖は、非常に価値があると思います」

「そう言ってもらって、嬉しいよ」

「編集長、本当にお世話になりました」

藤井は、3年前に吉高が採用面接に現れた時を思い出した。採用面接の冒頭で「姉が失踪」だの「申し訳ない」だの言い放った青年が、3年の間に随分成長したもんだと思った。もともと頭の良さは言葉からにじみ出ていたが、人の気持ちを推し量れるようになったのは、今まで彼と接してきた看護管理者の方々のおかげだろう。そこに至るまでには、彼なりの葛藤や苦労があったに違いない。しかし、吉高涼介という男は、それをすべて自分で抱え、上司である自分に弱音や愚痴をこぼすことがただの一度もなかった。彼は、いつも孤独で1人で戦っていた。

「俺のほうこそ、吉高に…何もしてやれなかった…すまな…かった…な」

最後は、言葉にならなかった。藤井は、ズボンのポケットからクシャクシャのハンカチを出して、目頭を押さえた。

「いえ。私は、早くに父親を亡くしたもので、久しく父親の存在を忘れていました。しかし、編集長は、温かく見守ってくれて、まるで父親のように接してくれました。感謝しています」

「頑張れよ…吉高！」

「はい！」

そう言うと2人はがっちりと握手をした。


「田中師長さんですよね。こんにちは」

「えっ、どなたですか？」

田《た》中《なか》正《まさ》美《み》は、驚きと同時に目の前の見知らぬ青年の顔をじっと見たが、まったく見覚えがない。

「突然に申し訳ありません。私は、こういう者でして」

そう言うと青年は、名刺を差し出した。

「月刊ナースリーダーシップ編集部　真《ま》鍋《なべ》良《よし》知《かず》？」

「はい。今日は、投書していただいた件で、お訪ねいたしました」


〈完〉

おわりに

最後までお読みいただきありがとうございました。本書に登場した7人の主人公は、それぞれに問題を抱え、手紙をきっかけに解決していきました。もしあなたなら、違うリーダーシップを発揮して問題を解決したかもしれません。それは、それで構いません。リーダーシップの世界には「One Best Way（唯一最善の道）」はありません。その時の最善のリーダーシップ・スタイルは、リーダーとフォロワーとの関係性や仕事・課題の明確さ、リーダーの権限によって変わってきます。さらに、リーダーのもっている資質や職場の環境、経営方針、組織風土などを加味すれば、その医療機関、看護部内、病棟内で最適なリーダーシップ・スタイルは変わってくるでしょう。

つまり、あなたにもこの7人の主人公同様に、「自分なりのリーダーシップ・スタイル」を身につけてほしいのです。

そのためには、まずは、リーダーシップの基礎知識を身につけ、あとは実践しながら振り返りをしていくことです。

本書の主人公たちも事あるごとに手紙を振り返り、実践を重ねてきました。リーダーシップは知っているだけでは意味がなく、どこまでいっても「実践知」なのです。

第1話の浅田看護師長に向けた手紙にもあったように、階段を1段ずつ上っていけば、いつかあなたは、あなたの目指すリーダーになり、そして、あなたの目指す職場になるかもしれません。でも、それは、すべてあなたの踏み出す1歩が作り出すのです。

もちろん、これは、仕事以外であなたが抱える問題についても同じです。7人の主人公が抱えていたのは、仕事だけの問題ではなくそれぞれの人生の問題です。でも、彼女たちは、手紙をきっかけに仕事で得たリーダーシップ・スタイルを自分の人生でも発揮し、解決していきました。

リーダーシップは、何も仕事だけで発揮するものでなく、あなた自身の人生を自分らしく生きるための大切なスキルです。

本書をきっかけに「あなたらしいリーダーシップ・スタイル」と「あなたらしい人生」を

手に入れていただければ幸いです。

最後に、本書制作にあたり、構想から完成まで約3年間、支えていただきました中央法規出版の堀越良子氏に感謝いたします。また、7人の主人公のモデルとなり、今まで私とともに組織変革や業務改善を行ってきた多くの看護管理者の皆様にも深く感謝いたします。

人口動態の変化、診療報酬改定、働き方改革など看護現場を取り巻く環境はこれからも大きく変化していきます。この変化を楽しみながら、成功の階段を1段ずつ上っていきましょう！

2020年3月　　三好貴之

この物語はフィクションです。登場する人物・団体・名称等は架空であり、実在のものとは関係ありません。

著者紹介

三好貴之（みよし・たかゆき）

株式会社メディックプランニング代表取締役、経営コンサルタント、作業療法士、経営学修士（MBA）

専門は、病院・介護施設におけるリハビリテーション機能強化による経営戦略立案で、「人と業績を同時に伸ばす」をモットーに全国多数の病院・介護施設のコンサルティングを実践中。現場の管理者・スタッフとともに業務改善・人材育成を行うことで業績アップに導いている。特に近年は、リハビリテーション機能を強化したなかでの地域包括ケアモデルを提唱し、年間2000名を超える医師・看護師・理学療法士・作業療法士・介護職など病院・介護施設の管理者へのマネジメントやリーダーシップに対する指導とアドバイスも行っている。著書に『マンガでわかる介護リーダーのしごと』（中央法規出版）、『医療機関・介護施設のリハビリ部門管理者のための実践テキスト』（編著、ロギカ書房）、『医療・介護職の新しいキャリア・デザイン戦略~未来は、自分で切り拓く~』（共著、ロギカ書房）などがある。

看護管理者を変えた7通の手紙

ストーリーで学ぶリーダーシップ

2020年4月20日　発行

著者　三好貴之

発行者　荘村明彦

発行所　中央法規出版株式会社

〒110-0016　東京都台東区台東3-29-1　中央法規ビル
営業　TEL03-3834-5817　FAX03-3837-8037
取次・書店担当　TEL03-3834-5815　FAX03-3837-8035
https://www.chuohoki.co.jp/

本文・装幀デザイン　松田行正＋杉本聖士

印刷・製本　株式会社ルナテック

ISBN 978-4-8058-8150-7

本書の内容に関するご質問については、下記URLから「お問い合わせフォーム」にご入力いただきますようお願いいたします。
https://www.chuohoki.co.jp/contact/